編 対馬栄輝

# 医療統計解析

A Practical Guide to Statistical Analysis

## 使いこなし実践ガイド

臨床研究で
迷わない **Q&A**

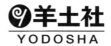

羊土社
YODOSHA

# はじめに

医療系の臨床研究にとって，いまや統計解析は必要不可欠な手続きとなっています．パソコンの発達にあわせて，無償で入手できる優れた統計ソフトウェアもありますので，一昔前に比べると，その活用は急激に普及してきた印象があります．

統計解析に関する解説本も多くみられるようになり，学びのツールも数多くありますが，それでもやはりわからないという意見が聞こえてきます．統計ソフトで有意確率を出力する手順，結果の見かた，論文にどう書いたらいいか，だけの説明だと，一歩進んだ理解ができないという現実に当たり，躊躇している人も多いと思います．

本書では，統計解析の基本的手法を広く浅く解説しています．しかも，実際の臨床研究で実践している方々に執筆をお願いしています．われわれ医療従事者にとって，統計解析は研究のなかで実践できなければなりません．一歩進んだ理解，いわば"臨床データ解析学"の習得が必要です．そうした目的で，本書を構成しています．

統計解析の必要性からはじまり，簡単な基礎事項，統計ソフトの準備，論文の書き方も簡単に触れながら，相関係数，差の検定，分散分析，分割表の検定，重回帰分析，多重ロジスティック回帰分析，そして近年よくみられるようになったROC曲線，感度・特異度，検出力分析といった広範囲の内容を簡単な説明で解説しています．もちろん初学者にとっては，後半に進むに従って"簡単に読める"という内容にはなっていませんが，まずは理解できるところだけ読んでいただいても構いません．統計解析の習得は，わかるところを先に理解して，必ずパソコンで実践するのが早道です．

本書は「統計学を勉強しよう！」という気持ちで読むよりも，これから研究をしたい・はじめたという人が「統計解析ってどうやったらいいのだろう？」と疑問に思ったときにご覧になっていただきたい書籍です．

末筆ながら，企画から執筆・出版に至るまで，羊土社の編集部 原田 悠氏，中川由香氏には，多大なるお世話をいただきました．特に筆者の方々は仕事の傍ら執筆するのが原則なので，どうしても予定どおり進めないことも珍しくありません．そんな折でも，辛抱強く優しく対応してくださりまして，心より感謝申し上げます．

　なお，本書で扱う用語の意味がわからないというときは，日本理学療法士学会のホームページで公開しているEBPT用語集（http://jspt.japanpt.or.jp/ebpt_glossary/）を参考にしていただけましたら理解が深まると思います．本書が皆さんのために少しでもお役に立てたらと願ってやみません．

2020年2月

対馬栄輝

---

**本書の補足事項が掲載されている著者のホームページ**
https://personal.hs.hirosaki-u.ac.jp/pteiki/research/yodosha/index.html

# 医療統計解析

## 使いこなし実践ガイド

### 臨床研究で迷わない Q&A

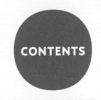

CONTENTS

 の質問に，経験豊富な  が答えます！

迷える子羊　　　　　　　　　　　　　先生

はじめに　　　　　　　　　　　　　　　　　　　　　　　　　　対馬栄輝

---

基礎編

**1講 臨床研究と統計解析**
なぜ統計解析が必要か　　　　　　　　　　　　　　　　高倉保幸 (14)

- 質問1 臨床研究とは何ですか？ ……………………………………………… 15
- 質問2 良い臨床研究とは何ですか？ ………………………………………… 16
- 質問3 研究にとって統計解析は意味があるのでしょうか… …………… 18
- 質問4 統計解析を知らないと，どのような問題が起こりますか？ …… 20

**2講 統計解析の基礎**
　　　　　　　　　　　　　　　　　　　　　　　　　　國澤洋介 (24)

- 質問1 統計解析を行う前に，何を知っておいたらよいですか？ ……… 25
- 質問2 従属変数，独立変数，標準偏差，標準誤差がよく理解できません…… 30
- 質問3 記述統計とは何ですか？ ………………………………………………… 32
- 質問4 統計的検定とは何ですか？ …………………………………………… 33
- 質問5 正規分布とは何ですか？ ………………………………………………… 34

練習問題 ……………………………………………………………………………… 35

**3講 統計解析のための準備①**
統計計算のためのツール　　　　　　　　　　　　　　　日髙正巳 (36)

- 質問1 統計ソフトは何を準備したらよいですか？ ……………………… 37

**質問2** データはどうやって入力したらよいですか？ ……………… 39

**質問3** どのように求めたらよいのかわかりません ……………… 41

**質問4** 統計計算のとき，どのような間違いを起こしやすいですか？……… 44

練習問題 …………………………………………………………… 46


**4**講 **統計解析のための準備②**
どうやって統計手法を選んだらよいか？ 　　　　　國澤洋介 **(47)**

**質問1** 統計手法を選ぶときに気をつけることはありますか？ …… 48

**質問2** どのように統計手法を選んだらよいですか？ …………… 51

**質問3** よりよい統計解析を行うにはどうしたらよいですか？ …… 55

練習問題 …………………………………………………………… 58


**5**講 **統計解析のための準備③**
抄録や論文に書く手順 　　　　　　　　　　　　　対馬栄輝 **(59)**

**質問1** 統計解析はどうやって記述したらよいですか？ ………… 60

**質問2** どのように論文に書いていったらよいか，具体的に知りたいです…… 62

**質問3** データの入手法はどう書いたらよいですか？ …………… 63

**質問4** データの統計手法はどう書いたらよいですか？ ………… 67

**質問5** 解析結果はどう書けばよいですか？ ……………………… 70

**おわりに** 論文での書き方例 …………………………………… 73

練習問題 …………………………………………………………… 77


## 実践編


**1**講 **2つの変数の関係をみたい**
相関係数と相関の検定 　　　　　　　　　　　　　対馬栄輝 **(80)**

**質問1** 相関とは何ですか？ ……………………………………… 81

**質問2** 相関係数とは何ですか？ ………………………………… 82

**質問3** 相関係数の数値に意味はありますか？ ………………… 84

**質問4** 相関係数の特徴を教えてください ……………………… 85

**質問5** 相関係数は1つだけですか? ································· 85

**質問6** 相関係数を活用する手順を教えてください ············· 86

**質問7** 相関係数をみたらそれでおしまいですか? ·············· 91

**おわりに** 論文での書き方例 ···································· 93

練習問題 ························································· 95

---

### 2講 2つのグループ間に差があるか知りたい
差の検定　　　　　　　　　　　　　　　　　　　　　五嶋裕子 96

**質問1** 差の検定とは何ですか? ··························· 97

**質問2** エラーバーグラフと箱ひげ図の違いを教えてください ········· 99

**質問3** 差の検定はどのように行ったらよいですか? ················ 101

**質問4** 差の検定における注意点を教えてください ············· 104

**質問5** 結果の読み方と解釈のしかたを教えてください ··········· 105

**おわりに** 論文での書き方例 ····························· 107

練習問題 ························································ 108

---

### 3講 3つ以上のグループ間に差があるか知りたい
一元配置分散分析と多重比較法　　　　　　　　　　石田水里 109

**質問1** 3つ以上のグループ間に差があるかを知るためにはどうしたら
よいですか? ············································· 110

**質問2** 一元配置分散分析とはどんな手法ですか? ··············· 110

**質問3** 分散分析ならではの用語があれば教えてください ··········· 113

**質問4** 多重比較法とはどんな手法ですか? ···················· 114

**質問5** 差の検定と一元配置分散分析・多重比較法は何が違うのですか? ··· 115

**質問6** 一元配置分散分析と多重比較法を行う前に確認することは
ありますか? ············································· 120

**質問7** 一元配置分散分析と多重比較法を行う手順を教えてください ········· 121

**質問8** 結果の読み方と解釈のしかたを教えてください ··········· 122

**質問9** 一元配置分散分析と多重比較法の結果が異なるときはどうしたら
よいですか? ············································· 125

**おわりに** 論文での書き方例 ····························· 126

練習問題 ························································ 127

# 4講 3つ以上の測定条件間に差があるか知りたい
## 反復測定による分散分析と多重比較法　　石田水里 (129)

**質問1** 3つ以上の測定条件間に差があるかを知るためにはどうしたら
よいですか? ………………………………………………………… 130

**質問2** 反復測定による分散分析とはどんな手法ですか? ………… 131

**質問3** 多重比較法はどんなときに使いますか? ……………………… 133

**質問4** 差の検定と, 反復測定による分散分析・多重比較法は何が違うの
ですか? ………………………………………………………………… 134

**質問5** 反復測定による分散分析と多重比較法を行う前に確認することは
ありますか? …………………………………………………………… 135

**質問6** 反復測定による分散分析と多重比較法を行う手順を教えて
ください ………………………………………………………………… 138

**質問7** 結果の読み方と解釈のしかたを教えてください ……………… 139

**質問8** 反復測定による分散分析と多重比較法の結果が異なるときは
どうしたらよいですか? ……………………………………………… 143

**おわりに** 論文での書き方例 ……………………………………………… 143

練習問題 ………………………………………………………………………… 144

# 5講 変数どうしの因果関係を知りたい
## 回帰分析・重回帰分析　　五嶋裕子 (146)

**質問1** 回帰分析とは何ですか? 相関と何が違うのでしょうか? ……… 147

**質問2** 回帰式について詳しく教えてください …………………………… 149

**質問3** 回帰分析における有意性の判定はどのように行いますか? …… 151

**質問4** 回帰分析の手順を教えてください ………………………………… 152

**質問5** 回帰分析における注意点はありますか? ………………………… 155

**質問6** 回帰分析の結果の読み方と解釈のしかたを教えてください …… 156

**おわりに** 論文での書き方例 ……………………………………………… 157

練習問題 ………………………………………………………………………… 158

## 6講 グループ分けされた2つの変数の関連を知りたい
分割表の検定　　　　　　　　　　　　　　石田水里 (160)

- 質問1 分割表の検定とは何ですか？ ……………………………………… 161
- 質問2 分割表の検定はどのようなしくみで行われるのですか？ ……… 163
- 質問3 連関係数とは何ですか？ …………………………………………… 165
- 質問4 分割表の検定はどのような手順で行ったらよいですか？ ……… 168
- 質問5 結果の読み方と解釈のしかたを教えてください ………………… 170
- おわりに 論文での書き方例 ……………………………………………… 172
- 練習問題 ……………………………………………………………………… 173

## 7講 2グループ間の差に影響を与える複数の因子を知りたい
多重ロジスティック回帰分析　　　　　　　対馬栄輝 (176)

- 質問1 多重ロジスティック回帰分析とは何ですか？ …………………… 177
- 質問2 多重ロジスティック回帰分析を行うときに気をつけることは
  何ですか？ ……………………………………………………………… 180
- 質問3 統計ソフトによる解析結果の見かたを教えてください ………… 184
- 質問4 オッズ比がよくわかりません… ………………………………… 188
- 質問5 多重ロジスティック回帰分析の後，行うべきステップは
  ありますか？ …………………………………………………………… 193
- おわりに 論文での書き方例 ……………………………………………… 195
- 練習問題 ……………………………………………………………………… 197

## 8講 検査値の指標
感度・特異度・ROC　　　　　　　　　　　日髙正巳 (199)

- 質問1 感度，特異度とは何ですか？ ……………………………………… 200
- 質問2 感度・特異度の解釈をするとき，注意点はありますか？ ……… 201
- 質問3 カットオフ値とは何ですか？ ……………………………………… 202
- 質問4 ROC曲線とは何ですか？ ………………………………………… 203
- 質問5 ROC曲線の描き方を教えてください …………………………… 204
- 質問6 ROC曲線を求めた結果はどう解釈すればよいですか？ ……… 206
- おわりに 論文での書き方例 ……………………………………………… 208
- 練習問題 ……………………………………………………………………… 209

# 9講 ちょっと高度な説明
## 95％信頼区間，効果量，サンプルサイズの設計，検出力分析　対馬栄輝 ⑳

質問1 95％信頼区間や効果量が何か，知っておかないとダメですか？ ……211

質問2 95％信頼区間とは何ですか？ ………………………………………212

質問3 95％信頼区間はどのように求めればよいですか？ ………………215

質問4 どんな検定でも95％信頼区間が計算できますか？ ………………218

質問5 $p<0.05$ だったら，95％信頼区間も有効な差と解釈して
よいですか？ ………………………………………………………218

質問6 効果量とは何ですか？ ………………………………………………220

質問7 効果量の指標がたくさんありますが，どれを使えばよいですか？ ……222

質問8 効果量はどうやって求めたらよいですか？ ………………………223

質問9 効果量を使うときの注意点はありますか？ ………………………225

質問10 効果量が大きい＝差が大きい，といえますか？ …………………226

質問11 サンプルサイズの設計や検出力分析とは何ですか？ ……………227

質問12 サンプルサイズの設計はどのように行うのですか？ ……………233

質問13 検出力分析はどのように行うのですか？ …………………………236

質問14 サンプルサイズの設計で気をつけることはありますか？ ………238

質問15 サンプルサイズの設計・検出力分析は必ず行わないと
いけないのですか？ ………………………………………………239

おわりに 論文での書き方例 ……………………………………………239

練習問題 ……………………………………………………………………240

練習問題解答 ………………………………………………………………242

索引 …………………………………………………………………………248

# 本書のガイド

**基礎編**

- **なぜ統計解析を行うのか知りたい**
  - ➡ **1**講 …p.14　　臨床研究における必要性を知ろう

- **尺度や変数といった統計解析の基本を知りたい**
  - ➡ **2**講 …p.24　　統計解析の基礎知識を学ぼう

- **統計ソフトを使った解析のしかたを知りたい**
  - ➡ **3**講 …p.36　　統計ソフトのRを使ってみよう

- **統計手法の選び方を知りたい**
  - ➡ **4**講 …p.47　　選び方のポイントを学ぼう

- **統計解析の結果のまとめ方を知りたい**
  - ➡ **5**講 …p.59　　抄録や論文に書く手順を学ぼう

まずは基本をしっかり押さえよう！

いよいよ統計解析を行ってみよう！

**実践編**

●**2つの変数の関係をみたい**
➡ **1**講 …p.80　　相関係数と相関の検定を使おう

●**2つのグループ間に差があるか知りたい**
➡ **2**講 …p.96　　差の検定を使おう

●**3つ以上のグループ間に差があるか知りたい**
➡ **3**講 …p.109　　一元配置分散分析と多重比較法を使おう

●**3つ以上の測定条件間に差があるか知りたい**
➡ **4**講 …p.129　　反復測定による分散分析と多重比較法を使おう

●**変数どうしの因果関係を知りたい**
➡ **5**講 …p.146　　回帰分析・重回帰分析を使おう

●**グループ分けされた2つの変数の関連を知りたい**
➡ **6**講 …p.160　　分割表の検定を使おう

●**2グループ間の差に影響を与える複数の因子を知りたい**
➡ **7**講 …p.176　　多重ロジスティック回帰分析を使おう

●**ある検査のカットオフ値が知りたい**
➡ **8**講 …p.199　　感度・特異度・ROCを使おう

●**ちょっと高度な統計の知識を知りたい**
➡ **9**講 …p.210　　95％信頼区間，効果量，サンプルサイズの設計，
　　　　　　　　　　　検出力分析を学ぼう

# 基礎編

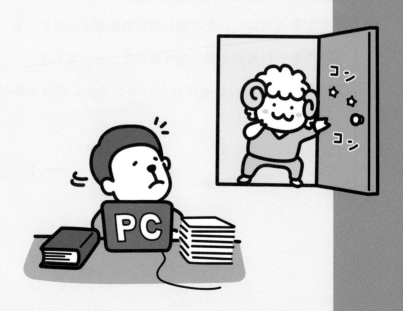

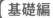 

# 1 講 臨床研究と統計解析
## なぜ統計解析が必要か

## 👉Point

- 臨床研究とは，臨床での悩みや不満を解決するための研究である

- 良い臨床研究は，「正しく」かつ「効率的」に進める必要があり，そのためには実践的な統計解析の知識が必須である

- 統計解析の知識があれば，得られた結果の平均の差が他の人にも当てはまる普遍的な差であるかどうかを判断できる

- 統計解析の知識がないと，結果を正しく判断できず，誤解をしたり，有用な知見を見落としたりしてしまう可能性がある

### この講でできるようになること

**Step1** 臨床研究になぜ統計解析の知識が必要であるかを理解する

**Step2** 統計解析の具体例をあげることができる

**Goal** 統計解析の知識がないことで生じる例をあげることができる

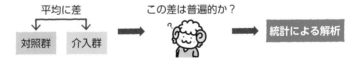

## 質問1
# 臨床研究とは何ですか？

臨床現場で感じた悩みや不満を解決するために行う，試行錯誤の過程そのものです

　研究には，臨床現場で行われる臨床研究と実験室で行われるような非臨床的研究がありますが，ここではより多くの人に身近であると考えられる**臨床研究**について考えてみたいと思います．

　臨床研究についてはよくこんな声を耳にします．「そろそろ臨床に慣れてきたので臨床研究を行ってみたい」，「臨床研究を行いたいのでテーマを教えてほしい」などといった声です．そのような声を聞くたびに，気持ちはわかるが少し勘違いがあるのではないかと思ってしまいます．

　臨床では，さまざまな悩みや不満を感じると思います．患者さんの病態や機能，検査・測定とその解釈・判断，臨床的な対応方法，診療・安全管理などのチーム体制，電子カルテを含む診療録，他の病院や医療福祉施設との連携など，多岐にわたる悩みや不満を感じるはずです．なかなか解決できないものも多いかもしれませんが，それでも臨床では各自が可能なかぎり改善や解決をめざして工夫を行うはずです．そして工夫を行えば，良くも悪くも何らかの結果が出るはずです．次には，出た結果を振り返り，なぜそのような結果になったのか，どうすればよいのかを改めて考えることでしょう．ある程度の結果が出たら，他の人にも教えたくなるでしょうし，他の人はどのように思うのかを聞いてみたくなると思います．

　そして，このような過程が臨床研究にほかならないと思います．つまり，臨床で感じたり，実際に行動したりした「悩み・不満」「工夫」「結果」「振り返り」を文章化したものがそれぞれ「課題」「方法」「結果」「考察」になり，「他の人に教えよう，他の人はどう思うだろう」を実行したものが「発表」や「論文」となるわけです（図1）．

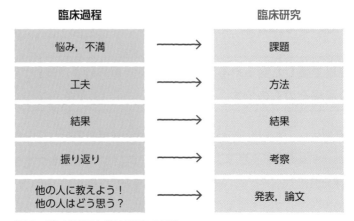

図1 臨床過程と臨床研究の流れ

　このように考えると，臨床研究というのは臨床家であれば誰でも行っていることですし，そのテーマは臨床場面にたくさん転がっていることが理解できると思います.

質問2

# 良い臨床研究とは何ですか？

臨床での悩みや不満を「正しく」「効率的」に解決してくれる研究です. この実現に必要なものが，実践的な統計解析の知識です

## ■「正しく」と「効率的」な臨床研究は相反しがち

　臨床研究のテーマは，臨床での悩みや不満などを解決するために行うものであることを 質問1 で述べましたが，そのような悩みや不満を解決してくれる臨床研究が良い臨床研究であるといえるでしょう. さらに具体的に考えると，多くの人は悩みや不満を「正しく」解決してほしいと思うでしょうし，一方では「効率的」に解決してほしいと考えると思います. こ

のように「正しく」と「効率的」は，良い臨床研究の条件だと考えること
ができます．ところが，実際に研究を行うことを考えると，「正しく」を
求める研究と「効率的」を求める研究は相反するものになりがちです．

● 「正しく」を求める研究

　「正しく」判断するということは，良い治療は「良い」と判断すること
が必要ですし，良くない治療は「良くない」と判断することが必要です．
このように「正しく」判断するためには被験者数は多いほどよく，さまざ
まな場面を想定して多くのデータを集め，時間をかけて解析することが望
ましいはずです．

● 「効率的」を求める研究

　一方，「効率的」に判断するためにはどうしたらよいでしょうか．当然，
被験者数やデータ項目は少ないほうがよく，解析も簡単なほうが望ましい
ということになります．

　さらに，われわれ医療人は，臨床で非常に多くの種類の医療行為を行い
ますので，それらすべての医療行為に対して臨床研究を行い検証しようと
すれば，莫大な時間と労力がかかるでしょう．また，すべての医療行為を
検証しようとすれば，比較のために良くない医療行為，あるいは最適では
ない医療行為を患者さんに行う必要が生じる可能性があり，患者さんに不
利益が生じることさえあるかもしれません．

■ ここで統計解析が登場！

　そのため，患者さんに不利益が生じないように注意して「正しく」かつ
「効率的」な研究を進めようと思えば，被験者数は正しく判断できるため
に必要な最小限に絞り，データは信頼性が高く，目的に合致した妥当性の
高いものを適切に収集し，解析では結果が偏らないように注意して無駄な
く進める必要があります．そして，そのためには実践的な統計解析の知識
が必須ということになります（図2）．

「正しく」かつ「効率的」に研究することが重要

- 被験者数は, 最小限に絞る
- データは, 信頼性と妥当性が高いものに絞る
- 解析は, 結果が偏らないように無駄なく行う

⬇

**実践的な統計解析の知識が必須**

図2　良い臨床研究の条件

**質問3**

# 研究にとって統計解析は意味があるのでしょうか…

もちろんです. 限られた被験者のデータから多くの人に役立つ方法を見つけるには, 推測統計学を用いた統計解析の知識が必須なのです

## ■推測統計学とは

　　もし, 時間をかけてすべての患者さんのデータを集めて解析できれば, 推測統計の解析手法は必要ありません. しかし, 実際にはそのようなことは不可能です. そのため, 実際には少ない被験者のデータから, 多くの患者さんに役立つ医療行為を見つけるような研究を行います. そして, そのような研究を行うためには「推測」という手法が必要になります. この「推測」のために必要な統計学を「**推測統計学**」とよびます. くり返しになりますが, 臨床的な悩みや不満を効率的に正しく解決するためには, 推測統計学を用いた統計解析の知識が必須なのです.

## ■統計解析で効率的に正しく解決できた具体例

　　例をあげて考えてみましょう. 昔は乳がんの患者さんが乳房切除術後に

腕の運動を行うとリンパ浮腫が発生するからと，運動を控えるように指導されていました．おそらくは，術後に浮腫が発生した人から腕を多く使う仕事をした後に浮腫が出現したという話を聞いて，運動をするとリンパ浮腫が発生すると考えてしまったのだと思います．しかし，今では適切な運動を行ってもリンパ浮腫の出現頻度は多くならず，むしろ運動はリンパ浮腫を改善させる効果があると考えるようになっています．

　それでは，乳房切除術後に運動を行ってもリンパ浮腫の出現頻度は多くならないことをどうやって明らかにしたのでしょうか．Beurskensら[1]は，運動を行った介入群と運動を行わなかった対照群の介入前後の上肢体積の変化を比較しました．介入後3カ月と6カ月でどちらも体積の変化の平均に差を認めましたが，統計的には有意な差はなかった，運動をしても浮腫は増悪しないと結論を出しています．

　もし統計解析の知識がなければ，単に平均に差があることから運動が良いとか悪いとかいう結論を出したかもしれません．しかし，複数の人の周径を測れば，その数値が全く同じになることのほうが珍しいと容易に想像できると思います．そのとき，統計解析の知識があれば，その差が多くの人で普遍的に生じる差であるかどうかを推測することができます．先ほどの乳がんのリンパ浮腫の研究でも，統計手法を使うことで有意な差がない（普遍的な差ではない）と判断することができたわけです．このように，統計解析の手法があるかどうかで，研究結果を「正しく」かつ「効率的」に解析できるようになります．

# 統計解析を知らないと，どのような問題が起こりますか？

意味のない数字を重要であると勘違いしたり，重要な結果を見落としたりしてしまうおそれがあります

　実践的な統計解析の知識がないと，意味のない数字を重要であるように勘違いしてしまったり，重要な結果を見落としたりしてしまうようなことがあります．

## ■平均所得金額は本当に平均的な所得？

　例えば，厚生労働省によれば2015年の1世帯あたり平均所得金額は545.8万円と報告されています[2]．皆さんは，545万円の所得があると聞いて平均的な所得だと思えるでしょうか．多くの人は，545万円と聞けば高額な所得があると思うのではないでしょうか．なぜ，このように印象と違う結果になっているのでしょうか．

### ●平均のワナ

　1つは，平均と中央値と最頻値の違いです（図3）．平均は545.8万円ですが，データを金額順に並べて中央に位置する値を示した中央値では428万円です．また，最も人数の多い貯蓄額を示す最頻値は200万〜300万円で，全体の13.7％の人が該当していることがわかります．平均と比べると200万円台の人は所得が平均の半分以下しかないということになりますが，実際には200万円台の人が最も多いわけですから，200万円台でもふつうの所得を得ているともいえるわけです．

### ●年代別のワナ

　もう1つは，貯蓄額は年代によって異なるためです．世帯主が29歳以下の平均所得金額は343.5万円しかありませんが，50歳代の平均所得金額は743.9万円，60歳代でも531.0万円あるために，全体の平均所得

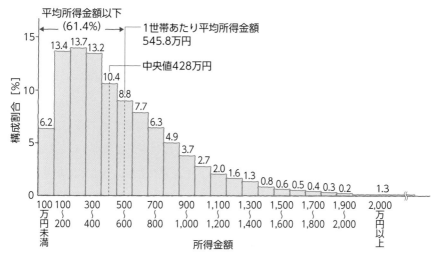

**図3　2015年の所得金額階級別世帯数**
相対度数分布で表したもの.
（文献2より引用）

金額が高くなっています. 所得を考えるうえでは, 世代を考慮して考える必要があるということがわかります.

　このように全体の集団から, 年代別, 疾患別, 重症度別などに層別化して解析を加えることを, 統計学では**サブグループ解析**といいます.

### ●統計の知識は大切

　このように, 平均やサブグループ解析などといった統計解析の知識がないと, 必要以上に自分の所得は低いと誤解することになりかねません. これはほんの一例にすぎません. 統計の知識がないと結果を誤って解釈してしまうことがあり, 巷にはそのような視点での書籍も出版されています[3)4)].

## ■p値に対しても正しく理解しよう

　もう少し高度な話をしてみましょう. 2016年にアメリカ統計協会（American Statistical Association：ASA）は「統計的有意性とp値に関する声明」を公表しました[5)]. この声明では, p値は有用な統計指標

ではあるが，誤用と誤解が多い現状に警告を与え，p値に対する正しい理解を求めています．

　p値は，証明したい仮説が真である場合，研究で行った前提条件が担保される場合に，研究で得られた結果が実際に得られる確率を示しています．したがって，研究を行う前提条件がとても重要なことがわかります．

　また，p値は被験者数が多くなれば，わずかな差でも有意になります．したがって，p値は効果の程度や結果の重要性を示す指標ではないことに注意する必要があります．p値が0.001未満などというように非常に小さな値であっても，「きわめて有意」とか「非常に効果が高い」とかいうことを示唆しているわけではありません．

　そのようなことから，信頼区間，効果量，尤度比，ベイズ統計学などさまざまな手法が話題になりますが，絶対的な指標や解析方法といったものはなく，複数の指標を用いたり，研究デザインや研究の前提条件の吟味などを合わせて行うことが重要です．

> **統計解析は，臨床に役立つ良い臨床研究を行うためには必須の知識です**

　専門用語が多く，最初はわかりづらいかもしれませんが，本書籍では実践的に解説していますので，学修しやすいと思います．しっかりと本書を読みながら，最初は見よう見まねでもよいので研究を何度も行うことが最良の学修方法となるはずです．本書を読者の臨床研究と臨床の質の向上に役立ててほしいと願っています．

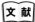 **文献**

1) Beurskens CH, et al：The efficacy of physiotherapy upon shoulder function following axillary dissection in breast cancer, a randomized controlled study. BMC Cancer, 7： 166, 2007

2)「グラフでみる世帯の状況　平成30年―国民生活基礎調査（平成28年）の結果から」（厚生労働省政策統括官（統計・情報政策担当）／著），厚生労働統計協会，2018

3)「統計でウソをつく法―数式を使わない統計学入門」（ダレル ハフ／著　高木秀玄／訳），講談社，1968

4)「グラフで9割だまされる―情報リテラシーを鍛える84のプレゼン」（ニコラス ストレンジ／著　酒井泰介／訳），武田ランダムハウスジャパン，2008

5) Wasserstein RL, Lazar NA：The ASA's statement on p-values: Context, process, and purpose. The American Statistician, 70：129-133, 2016

基礎編

**1講** 臨床研究と統計解析

# 2講 統計解析の基礎

## 👉 Point

- データの尺度は一般的に4つに分類される
- データの分布の特徴を示す値として特性値があり,尺度によってその適用が変わる
- 観察されたデータそのものに関心をもつ記述統計学と,観察されたデータをもとに一般化のための推測を行う推測統計学がある
- 統計的検定は,帰無仮説を立て,その仮説が成立する確率を求めて解析することである

### この講でできるようになること

#### Step1 尺度を確認する

名義尺度,順序尺度,間隔尺度,比率尺度の特徴を理解し,データがもつ情報を整理する.

#### Step2 データの分布を判断する

データの分布が正規分布であるか,それ以外の分布であるかを判断する.

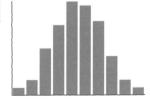

正規分布

#### Goal 有効な特性値を決定する

データの特徴を示す代表値や散布度を利用し,記述統計や推測統計に用いる.

質問1

# 統計解析を行う前に，何を知っておいたらよいですか？

尺度，標本と母集団，特性値を押さえておきましょう

## ■尺度とは？

尺度とは，ある一定の基準によってデータを分類することであり，一般的には**名義尺度**，**順序尺度**，**間隔尺度**，**比率尺度**の４つに分けられます．４つの尺度はその情報量に違いをもっており，名義→順序→間隔→比率の順に情報量が多くなります．情報量が多くなるということは，それだけ適用できる統計手法や表現方法も多くなってくるということです．

### ●名義尺度（Nominal Scale）（図1）

血液型（Ａ型・Ｂ型・ＡＢ型・Ｏ型），性別（男・女），住所（北海道・東京都・愛知県・大阪府・福岡県……），障害側（右側・左側）など，他の者との区別（または同一性）という分類にのみ意味をもつ尺度を表します．順序や優劣，大小といった情報をもっていないことから，合計や平均を算出することに意味をもちません．

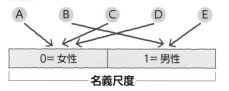

図1　尺度の説明：名義尺度

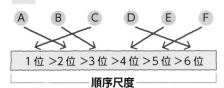

特徴
- 同一性＋順序性（＝・≠，＞・＜）
- 数値が大小関係，順位関係を表す

例　マラソンの順位

1位 ＞2位 ＞3位 ＞4位 ＞5位 ＞6位
順序尺度

図2　尺度の説明：順序尺度

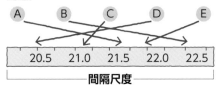

特徴
- 同一性＋順序性＋加法性
  （＝・≠，＞・＜，＋・－）
- 数値は距離を表す

例　気温（℃）

20.5　21.0　21.5　22.0　22.5
間隔尺度

図3　尺度の説明：間隔尺度

● 順序尺度（Ordinal Scale）（図2）

　　学年（1年生・2年生・3年生……），成績順位（1位・2位・3位……），病気の重症度（軽度・中等度・重度）など，分類に加えて順序や大小関係に意味をもつ尺度を表します．しかし，数値の間隔や差の程度，比率に意味をもたないため，四則演算（＋・－・×・÷）を適用しません．

　　なお，名義尺度と順序尺度のデータは**質的データ**ともよばれます．

● 間隔尺度（Interval Scale）（図3）

　　気温（20℃・21℃・22℃……），年齢（10歳・11歳・12歳……），知能指数（100・120・150……）など，順序や大小，優劣に加えて一定の間隔により区分され，数値の間隔が等しいという意味をもつ尺度を表します．特性として，加減の演算が可能となり，平均や合計値の情報を利用することができます．

● 比率尺度（Ratio Scale）（図4）

　　身長（cm），体重（kg），絶対温度（K）など，数値の間隔や差に加え，数値の比にも意味をもつ尺度を表します．比尺度もしくは比例尺度ともよばれ，原点と単位とが定義されており，四則演算のすべてが適用となります．

　　なお，間隔尺度と比率尺度のデータは**量的データ**ともよばれます．

**特徴**

- 同一性＋順序性＋加法性＋等比性
　（＝・≠，＞・＜，＋・－，×・÷）
- 原点 0 に数学的意味をもつ

**例** 身長（cm）

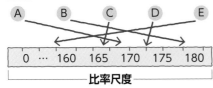

**図4　尺度の説明：比率尺度**

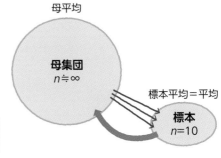

**図5　標本と母集団**

## ■標本と母集団とは？

　データをとるときは対象者を決めます．対象者が10人のときは$n=10$と記載します．対象者と同じ属性をもった$n ≒ ∞$の集団を**母集団**とよびます（図5）．たとえば健常者10名からなる対象者$n=10$は，全国の健常者の無限大人数$n ≒ ∞$という母集団から無作為抽出された10名と考えるわけです．脳卒中患者20名からなる対象者$n=20$は，全国の脳卒中患者の無限大人数$n ≒ ∞$という母集団から無作為抽出された20名と考えるわけです．母集団に対応させて，対象者を**標本**といいます．

　対象者（標本）のデータから計算される平均を**標本平均**といい，母集団のデータから計算される平均を**母平均**といいます．通常は$n ≒ ∞$の母集団からデータをとることは不可能なので，標本平均（単に平均とよぶことが多い）を求めて母平均を推定します．

## ■特性値とは？

　特性値とは，データのもっている情報量を要約し説明する値です．なお，特性値には，データの中心を表す**代表値**やバラツキを表す**散布度**があります（表1）．

表1　特性値

| 特性値 | 特徴 | 一般的な例 |
|--------|------|-----------|
| 代表値 | データの中心を表す | 平均，中央値，最頻値 |
| 散布度 | データのバラツキを表す | 標準偏差，四分位範囲 |

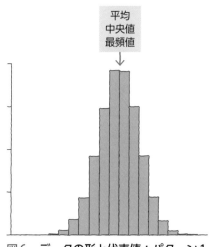

図6　データの形と代表値：パターン1　　図7　データの形と代表値：パターン2

● 代表値

　データの中心を表す値であり，**平均**，**中央値**，**最頻値**が一般的に用いられます．

　たとえば，図6に示すように，完全な正規分布に近いデータであれば，平均・中央値・最頻値はほぼ一致します．一方，図7のようにピークがどちらかの端に寄っている，ピークが2つあるような分布などでは，平均，中央値，最頻値が一致しないこともあるので，いずれの値を代表値として用いるかの判断が必要となります．

● 代表値その1：平均（Mean）

　平均は広く用いられている代表値であり，データの合計をデータ数で割った値です．名義尺度や順序尺度で用いることはなく，間隔尺度や比率

尺度のデータで適用します。たとえば，

    [11，11，11，11，11，12，14，14，14，18，19，20，20，22，25，
    30，30]

というような17個のデータ（$n=17$）の場合，平均は約17.2となります．

## ●代表値その２：中央値（Median）

　中央値はデータの中央に位置する値であり，データを小さい順（または
大きい順）に並べたときにちょうど中間に位置する値を指します．なお，
50％タイル値，中位数も同じ意味の代表値です．前述の17個のデータの
場合，

    [11，11，11，11，11，12，14，14，**14**，18，19，20，20，22，25，
    30，30]

と並べたときに9番目の値が中間に位置することになるので，14が中央
値となります．

## ●代表値その３：最頻値（Mode）

　最頻値は最も頻度の高い（度数の大きい）値であり，名義尺度などの質
的データの代表値として適用します．速度や身長などの連続型データ（量
的データ）のように，同じ数値をとることが少ない場合には適用しないこ
ともあります．先ほどの17個のデータの場合，

    [**11，11，11，11，11**，12，14，14，14，18，19，20，20，22，25，
    30，30]

最も頻度が高い11が最頻値となります．

## ●散布度

　散布度はデータのバラツキを表す値であり，**標準偏差**，**四分位範囲**など
が一般的に用いられます．

## ●散布度その１：標準偏差（Standard Deviation）

　標準偏差は，平均に対応したバラツキの指標として用いられており，SD
と略して標記されることがあります（後述）．

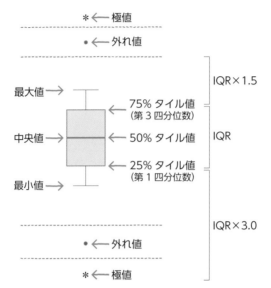

**図8　中央値と四分位範囲**

このようなグラフを箱ひげ図という（**参照** 実践編2講 質問2）.
IQR：四分位範囲
外れ値：IQR×1.5以上の値
極値：IQR×3.0以上の値

● 散布度その2：四分位範囲（Interquartile Range）

　四分位範囲（IQR）は，<u>中央値（50％タイル値）に対応したバラツキ</u>
<u>の指標</u>として用いられており，75％タイル値（第3四分位数）と25％タ
イル値（第1四分位数）の差で表記されます（図8）.

**質問2**

# 従属変数，独立変数，標準偏差，標準誤差がよく理解できません

それらの基礎用語を押さえておくことは大切です. 順に説明しましょう

## ■従属変数とは？

　従属変数は，調査する対象の変数，すなわち研究により影響を受ける変数（結果の変数）を指します．他の変数の変化により予想されるような測定値が該当します．また，従属変数は結果変数や目的変数，基準変数とよばれることもあります．

## ■独立変数とは？

　独立変数は，従属変数に影響を与えたり，予測をしたりするために用いる変数（原因の変数）を指します．実験研究では変更を加える変数が該当し，原因変数や説明変数，予測変数とよばれることもあります．

## ■標準偏差（SD）とは？

　標準偏差と平均を示すことで，そのデータがどの範囲でどのように散らばっているかを知ることができます．サンプルサイズ（標本の大きさ，$n$）が十分に大きいとき，平均±1.96 SD（約2 SD）の間には，集めたデータのおおよそ95％が存在しており（図9），標準偏差の数値が大きいほど分布の幅（データのバラツキ）が広くなることを意味します．

　しかし，平均と同様に，データの分布に偏りがある（正規分布に従わない）場合はよい情報となりません．データの分布に偏りがある場合は，四

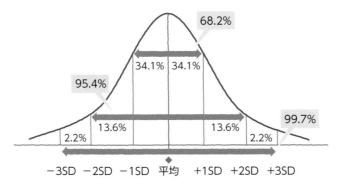

**図9　標準偏差**
測定の標準誤差ともよぶ．

分位範囲（IQR）を適用します（図8）.

## ■標準誤差（SE）とは？

データから得る推定値（平均など）の推定精度（バラツキ）の指標であり，標本平均の精度を表します．一般には使用する機会がないので，この意味をよく知らなくても問題ありません．

標本平均の推定精度である**SEM**（Standard Error of the Mean：平均の標準誤差）は用いることが多い指標です．SEMが小さいときは標本平均が真の母平均に近い値になっていることを意味します．

**質問3**
# 記述統計とは何ですか？

得られたデータを簡潔に,効果的に表現するための統計です

観察されたデータをもとに，広く一般的な場合に対する判断や推測を行うことを目的としている**推測統計**に対し，**記述統計**は，観察されたデータそのものに興味・関心があり，得られたデータを簡潔に，効果的に表現することを目的としています．通常は対象者が多いときに使われます．

たとえば，100例のデータを収集したとします．得られたデータで男性

表2　記述統計の例

|  | 男性 | 女性 |
|---|---|---|
| 症例数（例） | 47 | 53 |
| 年齢（歳） | 65.4±7.8 | 62.9±9.1 |
| 体重（kg） | 66.8±11.7 | 53.4±13.6 |
| 握力（kg） | 40.4±15.2 | 35.4±5.6 |
| 歩行速度（m/s） | 1.6±0.4 | 1.5±0.7 |

平均±SD

が47例，女性が53例であるとか，平均±SDとして，年齢が62.9±9.1歳，体重が53.4±13.6 kg，握力が35.4±5.6 kg，歩行速度が1.5±0.7 m/sといったように記述し，データの特徴を整理しそこから得られる事実を見出すときに利用されます（表2）．

**質問4**
# 統計的検定とは何ですか？

帰無仮説と対立仮説を立てて，どちらの仮説を採択（棄却）すべきかを定めたルールに則って客観的に判断することを指します

仮説とは，2つ以上の変数間の差や関連性，分布の偏りといった傾向を説明した仮定のことであり，差の検定を例にすれば，「2つの変数の平均に差がない（または，ある）」というように設定されます．

**帰無仮説**は，「○○がない」という状態の仮説であり，差がない，相関がない，偏りがない，といったように設定されます．一方，**対立仮説**は，「○○がある」という状態として，帰無仮説と反対の意味をもつ仮説であり，差がある，相関がある，偏りがある，といったように設定されます．

統計的検定では，2つの仮説（帰無仮説と対立仮説）のうち，どちらの仮説が採択されるかを確率的に判断します．帰無仮説が生じる確率（有意確率，**p値**）を求め，帰無仮説が正しいと判断する基準，すなわち有意水準（危険率，α）を設定し，p値が有意水準より小さければ帰無仮説を棄却（対立仮説を採択），p値が大きければ帰無仮説の棄却を保留します．

なお，一般的にp値は，5％もしくは1％に設定されます．たとえば，帰無仮説を「平均に差がない」，有意水準（危険率，α）を5％と設定した場合，p値が5％未満（小さい）となった際の解釈として，平均に差がない可能性がきわめて小さい（5％未満）ので，帰無仮説を棄却し，対立

仮説である「平均に差がある」を採択するほうが妥当であると判断することになります. しかし, 仮説の判定には一定の確率で誤りが生じることも覚えておきましょう (**参照** 基礎編4講 表4).

# 正規分布とは何ですか？

> データ数が分布の中心で最も多く, 中心から遠ざかるほど
> 少なくなる分布形状のことです

**正規分布**とは, 分布の真ん中（平均）で最もデータ数が多く集まっており, 真ん中から遠ざかるほど（値が小さくなる, または大きくなるほど）データ数が少なくなっている分布形状をしています（**図10左上**）. 理論的に, <u>われわれが扱うデータのほとんどは正規分布に従う</u>と考えられていま

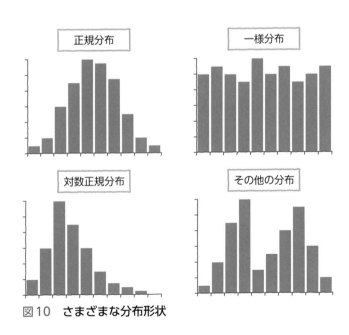

図10　さまざまな分布形状

す.

　扱うデータが正規分布に従うか否かは，データをどのように要約するか
や，その後の検定法を選択するうえで必要な情報です．分布の判定方法に
はいくつかの手法がありますが，一般的に**Shapiro-Wilk（シャピロ・ウィ
ルク）検定**が適用されます．Shapiro-Wilk検定では，帰無仮説を「母集
団の分布は正規分布である」と設定し，$p$値が5％以上の場合に「正規分
布である」[1]（帰無仮説の棄却を保留）と判断します.

　正規分布に従うデータでは，代表値として，平均，中央値，最頻値が使
用できます．これらのうち，平均が最も性能もよいので使用されます．つ
まり，正規分布に従うデータでは，平均と標準偏差で表すことができます.

　かたや正規分布に従わないデータでは，平均は中心を表さないことが多
いので中央値を使用します.

---

※1：本当は，Shapiro-Wilk検定によって「データが正規分布に従う」とは断言できません．正確にいうと「正規分
　　布に従わないとはいえない」，つまり，正規分布に従うか否か不明ということで，半ば強引に「正規分布に従う」
　　とみなしています.

## 練習問題

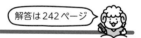

解答は242ページ

　性別（男性と女性）によって，歩行能力（歩行速度：m/s）に差があるかど
うかを知りたいとします.

　①各変数の尺度は何ですか？

　②従属変数・独立変数はそれぞれ何ですか？

　③帰無仮説・対立仮説はそれぞれどのように設定しますか？

# 3講 統計解析のための準備①
## 統計計算のためのツール

## 👉Point

- 統計計算のツールには，オープンソースのR，製品版のSPSSやJMPなどがある
- データセットは，列に変数，行にケースを，Excelなどの表計算ソフトを用いて作成する（1行目は変数名にすることが一般的）
- 名義尺度データの入力においては，数値で入力し，入力後に一括変換すると入力時間を節約することができる
- データセットの入力ミスを発見するためには，記述統計値を求めるとよい

### この講でできるようになること

**Step1** **Excelなどの表計算ソフトを用いてデータセットを入力する**

1行目は変数名とする．また，名義尺度は数値で入力する．

**Step2** **クリップボード経由でRにデータを移行する**

**Step3** **分析に使用するデータセットを完成させる**

**Goal** **記述統計値を求める**

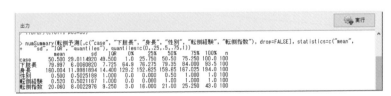

# 統計ソフトは何を準備したらよいですか？

いろいろなソフトがありますが，オープンソースのRがよく使われています

## ■統計ソフトの種類

大学などの研究機関が使用する統計ソフトとして，大型計算機用のプログラムである**SAS言語**を用いたSASがありました．SASはSAS言語を用いて統計処理のためのプログラムを組む必要があり，高度な専門的知識が必要でした．

それに対して，汎用パーソナルコンピュータ用の統計ソフトとして，**SPSS**，**STATISTICA**，**Statview**，**JMP**などが登場してきました．SPSSを使用している研究者は多いですが，さまざまな統計解析を実施するために，複数のオプションパッケージをそろえることが必要であり，高価なものとなります．STATISTICAは多くの統計手法を搭載してありますが，現在では英語版のみ（過去には日本語版もありました）となっています．

Microsoft Excel（Excel）にも統計解析用の関数がありますが，適当ではない関数もあると述べた論文もあり[1]，正誤は定かでないにしても研究を行ううえで統計ソフトとして使用してよいかどうかは不明です．そのようなこともあり，最近ではオープンソースであるR（CRAN）の使用が拡大してきています．

## ■Rとは

Rは大型計算機用のプログラムであるS言語を起源として，汎用パーソナルコンピュータ用に開発されたもので，世界の統計学者が開発にかかわっており，信頼性の高いものです．

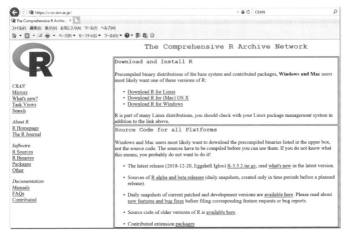

**図1 CRANサイト**

各国にMirrorサイトがあります.

Rは, Linux, Mac OS, Windowsの OSに対応しており, **CRAN**と
いうサイト[2]から無償でダウンロードすることが可能です. CRANサイト
は各国にミラーサイトが用意されています（図1）. メニューに従ってダ
ウンロードすれば, 使用することが可能です[※1].

R自体は統計言語であるため, 通常, 処理を行うためにはコマンド入力
が必要ですが, コマンド入力をすることなく, 処理を選択式で行えるよう
にしたものに**Rコマンダー**があります[※1]. Rコマンダーに追加機能を加え,
利便性を高めたものに**EZR**[3]があります. また, 対馬氏による**改変Rコマ
ンダー**[4]もあります.

---

※1：RとRコマンダーのインストール方法について, 詳しい説明は編者ホームページ（https://personal.hs.hirosaki-u.
ac.jp/pteiki/research/yodosha/index.html）内, 「第3章 統計解析のための準備」の詳細情報を参照.

### 質問2

# データはどうやって入力したらよいですか？

> Excel などの表計算ソフトを使って入力しましょう

以降では，RまたはRコマンダーを使用する前提で説明します．

まず，データはExcelなどの表計算ソフトを用いて入力します．データ数が多い場合には，入力を簡略化するために，名義尺度データについては「男性を0，女性を1」というように数値に置き換えて入力したほうがのちのち便利です．

データセットの作成方法として，1行目に変数名を入力し，同一対象者から得られたデータを2行目以降から入力していきます．列が変数を，行がケースを示す変数数×ケース数の**データセット**が完成します．データセットの行数は，対象者数＋1の行数となります（**図2**）．

| | A | B | C | D | E | F |
|---|---|---|---|---|---|---|
| 1 | case | 性別 | 身長 | 下肢長 | 転倒指数 | 転倒経験 |
| 2 | 1 | 1 | 147.5 | 76.6 | 21 | 0 |
| 3 | 2 | 1 | 174.2 | 81.9 | 20 | 1 |
| 4 | 3 | 1 | 154.9 | 74 | 19 | 0 |
| 5 | 4 | 1 | 175.6 | 86 | 25 | 0 |
| 6 | 5 | 0 | 146.2 | 73.2 | 20 | 1 |
| 7 | 6 | 0 | 178.1 | 88.3 | 28 | 1 |
| 8 | 7 | 0 | 158.4 | 81.9 | 16 | 0 |
| 9 | 8 | 0 | 136.9 | 73.9 | 21 | 1 |
| 10 | 9 | 0 | 175.9 | 91.2 | 17 | 0 |
| 11 | 10 | 0 | 141.3 | 72.1 | 26 | 1 |
| 12 | 11 | 1 | 180.1 | 90.1 | 32 | 1 |
| 13 | 12 | 1 | 163.9 | 86.2 | 13 | 0 |
| 14 | 13 | 0 | 161.2 | 82.1 | 24 | 0 |
| 15 | 14 | 1 | 168.2 | 86.6 | 28 | 1 |
| 16 | 15 | 1 | 162 | 85.8 | 9 | 0 |
| 17 | 16 | 1 | 150.9 | 76.3 | 17 | 1 |
| 18 | 17 | 0 | 151.7 | 74.7 | 31 | 1 |
| 19 | 18 | 0 | 159.2 | 80.2 | 20 | 0 |
| 20 | 19 | 1 | 140.9 | 72.3 | 24 | 0 |
| 21 | 20 | 0 | 156.4 | 78.9 | 16 | 0 |

**図2　表計算ソフトでのデータセットの準備**

発表スライドや論文の表では，複数のセルを結合し表を見やすくすることがありますが，見やすい表と統計ソフトに読み込ませるための表とは異なりますので，注意が必要です（参照 本講 質問4）.

## ■Rでのデータ入力

Rで統計解析を進めるには，Rでのデータセットを構築することが必要です．Rでのデータセットの作成方法には，直接入力する方法，Excelファイルを読み込む方法，SPSSなどのデータセットを読み込む方法などがあります.

前述の説明ではExcelでデータをつくりましたので，Excelファイルを読み込む方法で説明します．Excelで入力されたデータセットをRに読み込む場合には，クリップボード経由でインポートする方法が多用されます．クリップボード経由でインポートするためには，Excelでデータセットのデータ範囲を選択し，クリップボードへコピーをします．ショートカットキーではCtrl＋Cでコピーすることができます．Rのメニューにある［データ］から［データのインポート］→［テキストファイルまたはクリップボード，URLから］を選択します（図3）.

図4に示すように，［ファイル内に変数名あり］，データファイルの場所は［クリップボード］，フィールドの区切り記号は［空白］にチェックが

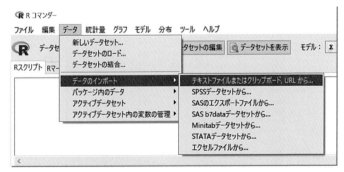

**図3　R上でのデータセットのインポート**

図4　インポートの設定

メッセージ
[5] メモ：データセット 練習 には 100 行、6 列あります．

図5　インポート後のデータセットの確認

入っていることを確認し，OK をクリックすることでデータセットのインポートが完了します．データセットが正しく読み込まれた場合には，R コマンダーのウィンドウ画面の最下段の枠内に［データセット（データセット名）には○行，□列あります］という表記がなされます（図5）．

**質問3**

# どのように求めたらよいのかわかりません

まず，記述統計値を求めましょう

統計ソフトにデータを読み込んだ後，最初にすることは，平均，中央値，

標準偏差などの特性値や，四分値範囲や範囲の基本的な統計量である**記述統計値**を求めることです．質的データについては，人数を表す**単純集計**を行うことで，規定外の入力がないかどうかのチェックを行います．また量的データについては，平均，最小値，最大値を求めることで，**入力ミス**の確認をします．入力時の桁数の間違いなどがある場合には，記述統計値を求めることで発見できます．

## ■Rでの記述統計値の求め方

### ●データの要約結果の確認

メニューから［統計量］→［要約］→［数値による要約］へとたどり，記述統計値を求めます．例えば，次のような結果が出てきたとします（図6）．

身長の欄を見てみましょう．平均（Mean）は173.7 cmであり，問題はないように見えますが，標準偏差（SD）を見てみると153.4と非常に大きな値となっています．さらに最小値（0％値）が16.12，最大値（100％値）が1682となっており，通常は考えられない数値です．このような場合には，入力ミスを疑って元データを確認することが必要です．

そして，16.12ではなく161.2，1682ではなく168.2であり，小数点の入力ミスと確認できた場合には，データの修正が必要です．修正後は，SDは11.9となり0％値は129.2，100％値は167.0となります（図7）．

### ●質的データへの変換

次に，名義尺度（例えば性別）を0と1のデータとして入力しています

| | mean | sd | IQR | 0% | 25% | 50% | 75% | 100% | n |
|---|---|---|---|---|---|---|---|---|---|
| 下肢長 | 79.9970 | 6.0060820 | 7.725 | 64.90 | 76.275 | 79.35 | 84.000 | 93.5 | 100 |
| 身長 | 173.6912 | 153.4987112 | 14.675 | 16.12 | 152.350 | 159.40 | 167.025 | 1682.0 | 100 |
| 転倒経験 | 0.5200 | 0.5021167 | 1.000 | 0.00 | 0.000 | 1.00 | 1.000 | 1.0 | 100 |
| 転倒指数 | 20.0600 | 8.0022976 | 9.250 | 3.00 | 16.000 | 21.00 | 25.250 | 43.0 | 100 |

図6　データの要約結果

| mean | sd | IQR | 0% | 25% | 50% | 75% | 100% | n |
|---|---|---|---|---|---|---|---|---|
| 160.004 | 11.99819 | 14.4 | 129.2 | 152.625 | 159.65 | 167.025 | 194 | 100 |

図7　データ修正後の要約結果

ので，Rは単なる数値として認識しています．これを数値データではなく，**質的データ**として認識できるようにすることが必要です．そのために行う操作が［数値変数を因子に変換］という操作です．［データ］→［アクティブデータセット内の変数の管理］→［数値変数を因子に変換］を選択します（図8上）．Rでは，名義尺度のデータを因子変数として設定します．図8下では，0を女性，1を男性に変換した，「cat性別」という新しい変数名のデータを追加する手順を示しています．

　他の因子変数も同様の方法で変換することができます．なお，新しい変数名をつけることで，元データの0と1のデータも残ります．0と1のデータのままで因子変数を処理する必要がある統計手法もありますので，新しい変数として変換することを習慣にしておくといいでしょう．

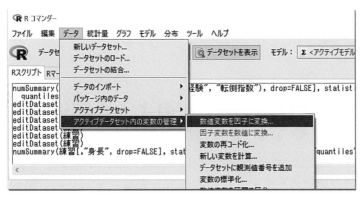

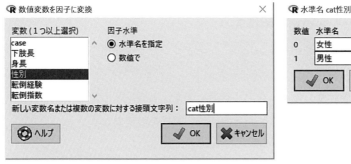

**図8　数値変数を因子変数へ変換する過程**

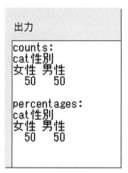

**図9　因子変数の要約結果**

　因子変数に変換すると，データの要約として，頻度分布による要約が可能となります．頻度分布による要約を行うと，各因子の対象者数（counts）と割合（percentages）が出力されます（図9）．

　以上の工程を行うことで，各種統計処理を行ううえで必要なデータセットがRのなかに正しく取り込まれたことになります．

**質問4**

# 統計計算のとき，どのような間違いを起こしやすいですか？

データ入力の悪い見本をいくつかお教えしましょう

## ■不適切なセルの結合や挿入

　**質問2** でも説明しましたが，データをクリップボード経由でインポートするためには，Excelなどでデータセットを入力するときに，図10にある「四肢計測」のようなセル結合，また，名義尺度の定義を示す行（「1：男性，0：女性」など）の挿入は適切ではありません．

| | A | B | | C | D | E | F |
|---|---|---|---|---|---|---|---|
| 1 | case | 性別 | | 四肢計測 | | 転倒指数 | 転倒経験 |
| 2 | | 1:男性<br>0:女性 | | 身長 | 下肢長 | | 1:転倒あり<br>0:転倒なし |
| 3 | 1 | 1 | | 147.5 | 76.6 | 21 | 0 |
| 4 | 2 | 1 | | 174.2 | 81.9 | 20 | 1 |

図10　Rへの変換にそぐわないデータセットの入力

## ■対応のあるデータが区別されていない

　また，一人の対象者から得られる対応のあるデータ（参照 基礎編4講 図1左）は1行に入力する必要があります．右下肢のデータと左下肢のデータを別の行に入れると，異なった対象者からのデータということになりますので適切ではありません．データセットを作成する段階から，対応のあるデータとそうでないデータの区別をつけられるようにしておくことが大切です．

## ■変数名の最初に数値を使う

　Rの変数名のルールとしては，変数名の最初に数値を用いることができないということです．「1回目歩行速度」というような変数名は不適切で，そのまま読み込んだ場合には「x1回目歩行速度」と「x」の文字が付加されます．そうならないためには「歩行速度__1回目」のように先頭に文字を組み込むことが必要です．

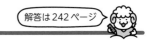

# 練習問題

解答は242ページ

　図Aを見てください．これは，20名の大学生によるデータセットの各変数について記述統計値を示したものです．

　データの入力についてどのようなことを考え，元データの確認を行うのか，考えてみてください．

＊ヒント：身長，体重，年齢の各項目について，平均，標準偏差，最大値，最小値をみてみましょう．

```
        mean         sd    0%      25%      50%    75%    100%   n
身長  162.865  21.948943  72.4  163.800  166.35  169.7  180.3  20
体重   73.495  22.233509  50.2   67.075   70.30   72.5  164.5  20
年齢   22.700   2.696977  20.0   21.000   22.00   24.0   32.0  20
```

図A　データの要約結果

## 文献

1）Bruce DM, David AH：On the accuracy of statistical procedures in Microsoft Excel 2007. Computational Statistics and Data Analysis, 52：4570–4578, 2008
2）「The Comprehensive R Archive Network」（https://cran.r-project.org）
3）「無料統計ソフト EZR（Easy R）」（自治医科大学附属さいたま医療センター血液科）（http://www.jichi.ac.jp/saitama-sct/SaitamaHP.files/statmed.html）
4）「改変Rコマンダー」（対馬栄輝研究室）（https://personal.hs.hirosaki-u.ac.jp/pteiki/research/stat/R/）

# 統計解析のための準備②
## どうやって統計手法を選んだらよいか？

## Point

- 比較する，影響度を知る，関連性を知るなどの目的に合わせた統計手法を選択する
- 標本数とデータの尺度に合わせた統計手法を選択する
- データが正規分布に従うか否かを判断し，有効な特性値と統計手法を選択する

### この講でできるようになること

**Step1** **解析の目的とデータ尺度を整理する**

従属変数，独立変数の尺度を判別する．散布図などグラフで確認すると理解しやすい．

散布図

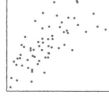

- 縦軸：間隔・比率尺度
- 横軸：間隔・比率尺度

- 縦軸：間隔・比率尺度
- 横軸：名義・順序尺度

- 縦軸：間隔・比率尺度
- 横軸：2段階の名義尺度

**Step2** **対象のデータが正規分布に従うか否かを判断する**

グラフやShapiro-Wilk検定を用いて判断する．

**Goal** **有効な特性値と統計手法（パラメトリック法，もしくはノンパラメトリック法）を選択する**

# 統計手法を選ぶときに気をつけること はありますか？

知りたい情報（目的），データの尺度，分布（正規分布に 従うか否か）を整理しておきましょう

統計手法の選択では，知りたい情報（目的），データの尺度，分布（正 規分布に従うか否か）が重要となります．

## ■目的の整理

例えば，治療薬Ａと治療薬Ｂについて，どちらの薬の治療効果が大きい と判断できるかを知りたいとします．その場合，知りたい情報（目的）は， 治療薬ＡとＢとを比較し，差があるか知りたい，になります（表1）．

## ■データの整理

### ●標本数

まずは，解析の対象となる標本数について説明します．

標本とは，対象となるデータの集まりや属性といったグループであり （参照 基礎編2講 質問1），いわゆる「群」のことを表しています．例えば，1

表1　目的に合わせた統計手法の選択

| **2つの変数の関係を知りたい** |
| --- |
| 相関係数 |
| **2つ（以上）のグループに差があるか知りたい** |
| 差の検定，分散分析，多重比較 |
| **ある変数に何が影響するか知りたい** |
| 回帰分析，重回帰分析，多重ロジスティック回帰分析 |
| **2つ（以上）のグループの偏りや関連性を知りたい** |
| 分割表の検定 |

標本（対応のある標本）とは，同じ20例のデータを介入前と介入後で比較するといった場合です．2標本では，男性と女性，健常者と罹患者，介入群と非介入群で比較するといった異なる2群を対象とする場合です（図1）．

## ● データの尺度

続いて，データの尺度についてですが，治療薬AとBという分類は名義尺度であると考えられます．治療効果については，治療効果が「あり・なし」であれば名義尺度として扱うことも可能ですし，「なし・軽度・中等度」となれば順序尺度，視覚アナログスケール（VAS）のような量的変数であれば間隔・比率尺度として扱うことが可能と判断できます．

データのもつ情報量は，名義→順序→間隔→比率の順に多くなり（参照 基礎編2講 質問1），取得したデータのまま解析をすることが原則です（図2）．しかし，大は小を兼ねることもできますので，間隔・比率尺度のデータを順序尺度や名義尺度に変化させて適用することも問題ではありません．

## ● データの分布の判断と有効な特性値の選択

最後は，データの分布の判断と有効な特性値の選択を行います．

データの分布にはさまざまな種類があることと，正規分布の判断基準については前の講（参照 基礎編2講 質問5）で説明しました（図3）．有効な特

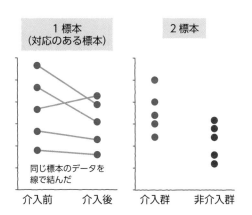

図1 対象となる標本数

| 独立変数 従属変数 | 名義尺度 | 順序尺度 | 間隔尺度・比率尺度 |
|---|---|---|---|
| 名義尺度 | 分割表の検定<br>（χ² 検定） | 単調回帰 | 判断分析<br>多重ロジスティック回帰分析 |
| 順序尺度 | ノンパラメトリック検定<br>順序回帰 | 順位相関<br>順序回帰 | 順序回帰 |
| 間隔尺度・<br>比率尺度 | t 検定<br>分散分析 | | 相関<br>回帰分析 |

**図2　尺度と統計手法**

目的や変数の尺度により適用できる統計手法を選択する.

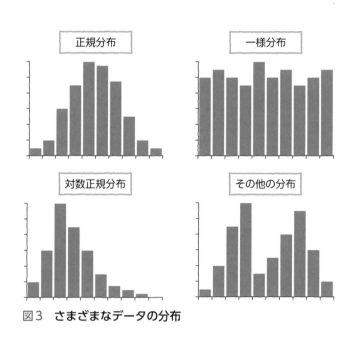

正規分布　　一様分布

対数正規分布　　その他の分布

**図3　さまざまなデータの分布**

性値の選択と統計手法の選択には，データの尺度に加え，この正規分布であるか否かの判断が必要となります.

　統計手法には大きく分けて，**パラメトリック法**と**ノンパラメトリック法**

**表2　パラメトリック法とノンパラメトリック法**

| パラメトリック法 | ノンパラメトリック法 |
|---|---|
| ● 母集団分析（多くは正規分布）がわかっているデータに適用<br>● パラメータ（特性値のうち平均と標準偏差）が決められる<br>● 平均を比較することができるデータに適用 | ● 母集団分布がわからないデータに適用<br>● パラメータが決められない<br>● 中央値を比較することに意味をもつデータに適用<br>● 正規分布に従うデータにも適用は可能 |

が存在します．パラメトリック法は，パラメータ（平均と標準偏差）を用いた統計手法であり，正規分布に従うデータに適用します．一方，ノンパラメトリック法はパラメータによらない統計手法であり，正規分布に従うか否かにかかわらず，中央値を比較することに意味をもつデータに適用[1]します（表2）．

**質問2**

# どのように統計手法を選んだらよいですか？

**具体的な例をあげて解説しましょう**

ここでは，実践編に進む前に，本書で取り上げる統計手法とその選択の流れについて簡単に説明します．

## ■2つの変数の関係をみたい

統計解析を行う目的が，「2つの変数の関係をみたい」という場合，**相関係数と相関の検定**を選択することになります．

相関係数と相関の検定における統計手法の選択手順を図4に示します．

---

※1：正規分布に従うか否かにかかわらず，中央値を比較するノンパラメトリック法を適用するほうが簡単なように思います．しかし，平均や標準偏差（パラメータ）を用いたほうが，検定の性能もよく，信頼区間などの統計値を利用できるなど利点も多いため（実践編9講 質問4），なるべくパラメトリック法を用いたほうがよいでしょう．正規分布であるか否かの判断は大切です．

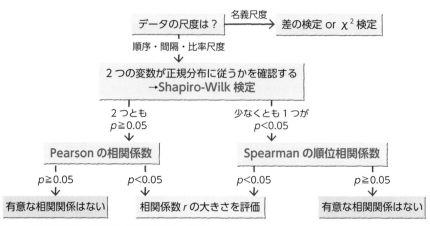

**図4 相関係数と相関の検定の選択手順**

図に示したとおり，

① まずは解析対象である2つの変数のデータ尺度を判別します．2つの変数ともに名義尺度，もしくはどちらか一方の変数が名義尺度の場合は，差の検定もしくは$\chi^2$検定を用います．

② 2つの変数がともに，順序・間隔・比率尺度のいずれかである場合は，各変数が正規分布に従うか否かを判断する必要があります．前の講（**参照** 基礎編2講 質問5）でも記載したとおり，正規分布の判定にはShapiro-Wilk検定を用いることが一般的です．

③ 検定結果が2つの変数ともに$p \geqq 0.05$であった場合は正規分布であると判断し，パラメトリック法であるPearson（ピアソン）の相関係数を選択し検定結果を確認します．

　いずれか1つの変数が正規分布に従わない（$p < 0.05$）と判断した場合は，ノンパラメトリック法であるSpearman（スピアマン）の順位相関係数を選択し検定結果を確認します．

　どちらの場合においても，検定結果が有意である（$p < 0.05$）場合にのみ相関係数の大きさを評価することになります．

　詳しい説明は，後の講（**参照** 実践編1講）に記載しています．

## ■2つ（もしくは3つ以上）のグループ間に差があるか知りたい

　統計解析の目的が，「2つのグループ間に差があるかを知りたい」という場合，**差の検定**（3つ以上の場合は一元配置分散分析と多重比較法）を選択することになります．

　差の検定における統計手法の選択手順を図5に示します．図に示したとおり，

① まずは解析対象の標本数が1標本であるか，2標本であるかを判断します（3標本以上の場合は分散分析）．

② 続いて，解析対象である従属変数のデータ尺度を判別します．尺度の判別はおおまかに，順序・間隔・比率尺度のいずれかであるか，または名義尺度であるかを確認し，順序・間隔・比率尺度である場合は，対象データが正規分布に従うか否かを判断する必要があります．

③ 検定結果が2つの変数（2標本）ともに$p \geqq 0.05$であった場合は正規分

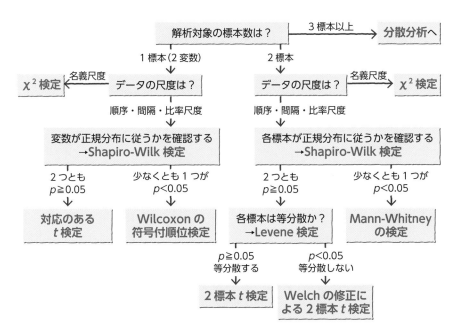

**図5　差の検定の選択手順**

布であると判断し，パラメトリック法である$t$検定〔1標本の場合は対応のある$t$検定，2標本の場合は2標本$t$検定，もしくはWelch（ウェルチ）の修正による2標本$t$検定〕を選択し検定結果を確認します．

④いずれか一つの変数が正規分布に従わない（$p<0.05$）と判断した場合は，ノンパラメトリック法であるMann–Whitney（マン・ホイットニー）の検定〔1標本の場合はWilcoxon（ウィルコクソン）の符号付順位検定〕を選択し検定結果を確認します．

詳しい説明は，後の講（**参照** 実践編2,3講）に記載しています．

## ■変数どうしの因果関係を知りたい

統計解析の目的が，「変数どうしの因果関係を知りたい」という場合，**回帰分析**（独立変数が複数の場合は重回帰分析）を選択することになります．

回帰分析における統計手法の選択手順は特にありません．2つの変数の関係の度合いを分析する相関と似ていますが，一方が原因で他方が結果となるような，因果関係を仮定して分析したいと考える場合に選択する手法です．ですので，解析対象である2つの変数のデータ尺度を判別します．データ尺度の判別を行う場合は**散布図**を作成すると理解しやすいです（図6）．

厳密には回帰分析も正規分布に従うか否かを判断する必要がありますが，仮に正規分布に従わないと判断した場合の統計手法が存在しない（利用で

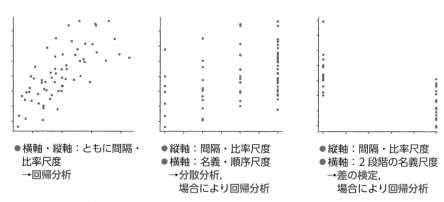

● 横軸・縦軸：ともに間隔・
　比率尺度
　→回帰分析

● 縦軸：間隔・比率尺度
● 横軸：名義・順序尺度
　→分散分析，
　　場合により回帰分析

● 縦軸：間隔・比率尺度
● 横軸：2段階の名義尺度
　→差の検定，
　　場合により回帰分析

**図6　データ尺度と散布図**

きる統計ソフトが限られている）ため，正規分布の確認は不要です．

　詳しい説明は，後の講（<u>参照</u>実践編5講）に記載しています．

## ■グループ分けされた2つの変数の関連を知りたい

　統計解析の目的が，「グループ分けされた2つの変数の関連を知りたい」という場合，分割表（表3）の検定を選択することになります．

　これまでの統計手法と異なり，<u>分割表の検定では正規分布に従うか否かの判断は必要ありません</u>．これは，解析対象となるデータ尺度が名義尺度や順序尺度に限定されるからです．間隔尺度や比率尺度のデータをそのまま分割表に当てはめていくと，分割表が非常に大きくなるとともに，人数の少ないセル（マス目）が生じてしまい検定結果が意味をなさなくなってしまいます．

　詳しい説明は，後の講（<u>参照</u>実践編6講）に記載しています．

### 表3　分割表（クロス集計表）の例

| | | 肺がん罹患 | | 合計 |
|---|---|---|---|---|
| | | あり | なし | |
| 喫煙歴 | あり | 152 | 102 | 254 |
| | なし | 68 | 118 | 186 |
| 合計 | | 220 | 220 | 440 |

この表は2行×2列なので2×2分割表ともいいます．

**質問3**

# よりよい統計解析を行うにはどうしたらよいですか？

①有意水準，②検出力，③効果量，④サンプルサイズ，を設定しましょう

質問1 質問2 では，統計手法の選択手順についてその概要を簡単に説明しました．それ以外にも，よりよい統計的検定を行うために理解しておいてほしい点を付け加えておきます．

## ■より意味のある検定とするために

検定がより意味のあるものとなるためには，①有意水準（$\alpha$），②検出力（$1-\beta$），③効果量（差の程度），④サンプルサイズ（標本の大きさ，$n$）を設定しておくことが必要です．

### ①有意水準（$\alpha$）

有意水準（$\alpha$）は，本当は差がないのに差があると誤って判定する確率（第1種の過誤，第1種の誤り，$\alpha$エラー）であり，慣例的に5％（0.05）もしくは1％（0.01）に設定されます（表4）．

### ②検出力（$1-\beta$）

検出力は，本当に差があるときに差があると正しく判定する確率であり，「$1-\beta$」で表されます．$\beta$は，本当は差があるのに差がないと誤って判定する確率（第2種の過誤，第2種の誤り，$\beta$エラー）で，慣例的に$\alpha$の4～5倍に設定されます．つまり，$\alpha=0.05$の場合は検出力$=1-\beta=0.8$（$\beta=0.2$），$\alpha=0.01$の場合は検出力$=1-\beta=0.95$（$\beta=0.05$）となります．

表4　仮説の判定と誤り

| | | 検定結果 | |
|---|---|---|---|
| | | 差がないと判定<br>（帰無仮説の棄却を保留） | 差があると判定<br>（帰無仮説を棄却） |
| 真実 | 本当は差がない | 正しい判定<br>（$1-\alpha$） | 第1種の過誤<br>（$\alpha$） |
| | 本当は差がある | 第2種の過誤<br>（$\beta$） | 正しい判定<br>（$1-\beta$）<br>「検出力」 |

### ③効果量

効果量をどれぐらいに設定するかどうかについては決まりがありません. つまり研究者の判断に委ねられるわけです. 効果量は, 「この程度の差があれば意味がある差であると考える」といった"意味のある差の程度"を事前に設定するものです. しかし, 目安がないと設定ができませんので, 一般的には**実践編9講 表2**に示すような中程度の効果量を目安に設定されます. 詳しくは後の講 (**参照** 実践編9講) でお話します.

### ④サンプルサイズ

可能であればサンプルサイズ ($n$) は事前に設定しておく必要があります. サンプルサイズは, 有意水準 ($\alpha$), 検出力 ($1 - \beta$), 効果量と関係しており, 効果量を小さくするほど, 検出力を大きくするほど, より多くの対象者数が必要となります (**表5**). しかし, すべての研究において設定できるとは限りませんので, その場合は解釈に注意が必要です. 詳しい設計方法は後の講 (**参照** 実践編9講) でお話しします.

#### 表5 検定に必要な$n$の基準

| 統計手法 | 効果量 | |
|---|---|---|
| | 中 (0.5) | 大 (0.8) |
| 対応のある$t$検定 | 34 | 15 |
| 2標本$t$検定* | 64 | 26 |
| 相関係数 | 82 | 26 |
| 2×2分割表 | 88 | 32 |
| Wilcoxonの検定 | 35 | 15 |
| Mann-Whitneyの検定* | 67 | 27 |
| 一元配置分散分析 (3標本)* | 53 | 22 |

注) 両側検定, $\alpha = 0.05$, $1 - \beta = 0.8$. 計算はG*power.
\* 1群あたりの$n$

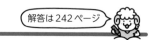

# 練習問題

解答は242ページ

　男性群47人，女性群53人の握力（kg）を計測したところ，男性群の握力は平均±標準偏差が40.4±15.2 kg，中央値が41.2 kgであり，女性群の握力は平均±標準偏差が35.4±5.6 kg，中央値が35.2 kgでした．なお，各群のデータはShapiro-Wilk検定の結果（$p$値）が男性群$p \geqq 0.05$，女性群$p \geqq 0.05$でした．

　性別における握力値の差について知りたい場合，以下の設問に答えてください．

　①解析対象の標本数はいくつでしょうか？

　②従属変数のデータ尺度は何でしょうか？

　③適用する統計手法を以下の（ア）～（エ）から選んでください．

　（ア）対応のある$t$検定

　（イ）Wilcoxonの符号付順位検定

　（ウ）2標本$t$検定（もしくは，Welchの修正による2標本$t$検定）

　（エ）Mann-Whitneyの検定

# 5講 統計解析のための準備③

## 抄録や論文に書く手順

## 👉Point

- 統計解析の記述は，まずデータを，どこからどうやってとったか押さえることが必要である

- 次に，どういった統計手法を使って，どういった手順で導き出したかを順序立てて記述する

- 最後に，統計解析によって出力された必要な情報を書く．統計手法ごとに異なるので，留意しておかなければならない

## この講でできるようになること

### Step1 対象者を明確にする

統計解析のもととなる資料は，対象者からとられたデータである．まずは，対象者をどこから，どうやって集めたかを把握し，述べる.

### Step2 統計手法について記載する

統計解析は複数の手法を行うことが多い．どういった順番で，それぞれの結果をどのように判断して進めていったか，具体的に書く.

### Step3 統計解析の結果を述べる

統計解析によって出力された必要な情報を記述する.

### Goal 統計解析の手順について，正確な情報を述べることができる

# 統計解析はどうやって記述したらよいですか？

①データの入手法，②統計手法，③解析結果，という3点を押さえて記述しましょう

## ■統計解析はなぜ行う？

データをとって統計解析を行う目的は何でしょうか．それは，データを使って「平均に差があるか知りたい」とか「関連があるか知りたい」と考えたからです．図1を見てみましょう．対照群と疾患a群の平均血圧（収縮期血圧）と標準偏差をエラーバーで表したグラフです．これを見て「対照群の平均血圧と疾患a群の平均血圧には差がありますか？」と問われたら，どう答えるでしょうか．

「対照群の平均血圧が123.7 mmHgで，疾患a群の平均血圧が141.8 mmHgだったら，誰がみたって18.1 mmHgの差があるでしょう」と答えるかと思います．それが本当に18.1 mmHgの差でよいのであれば，統計解析なんて必要なく，エラーバーグラフを描いて終わりです．

統計解析を行う真の目的は推測にあります．つまり，他の対照群と疾患a群の平均血圧にも差があるか？ 同じような属性をもった別の対照群と疾

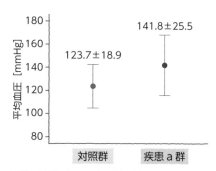

図1　2群の平均血圧と標準偏差のエラーバーグラフ

患a群であっても差があるといえるだろうか？という疑問を確かめるのです．もし，図1のグラフだけで判断できるなら，面倒な統計解析なんて使うこと自体がバカげています．パソコンの統計ソフトを使い，わざわざ面倒な操作をして「pがいくらで……」と考えるのは，こうした理由があるためです．統計解析を行う目的がわかれば，その目的を達成するために必要な情報を提示すればよいわけです．

## ■解析に必要な情報＝解析の記述に必要な情報？

それでは，統計解析に必要な情報を記述すれば問題ないかといわれると，それだけでは不足しています．統計解析の記述は統計解析の点さえきちんと書けていればそれでよいと考えがちですが，意外にそうでもないのです．

統計解析を料理にたとえると，解析を行って提示された必要な情報は"できあがった料理"に相当します．もし，自分も料理人であれば「いったいどうやって作ったのだろう？」という疑問が湧きます．さらには「この食材はどこから仕入れてきたのだろうか？」という疑問も湧くでしょう．「いったいどうやって作ったのだろう？」という疑問は統計解析では「いったいどういった手法を使って，どういった手順で導き出したのだろう」という疑問に置き換えられますし，「この食材はどこから仕入れてきたのだろうか？」という疑問は「このデータはどこからどうやってとったのだろう？」という疑問に置き換えられます．

料理の作り方を書いたレシピは，統計解析の手順に相当します．重要なことは，料理のレシピ（統計解析）は，理想的な食材（データ）を使ったときに本領を発揮できる（理論的な解釈ができる）ようにできているのです．もし理想的ではない食材を使用したときは，少し硬いかもしれない，味が薄いかもしれない，水っぽいかもしれない，という問題が発生します．理想的ではないデータを使用したときは，pの値が理論どおりに出力されていないかもしれない，差が大きく出るかもしれない，関係が低く出るかもしれない，といった問題が起こります．

そうしたことから，データの性質，統計解析の手順を詳細に記載したうえで，解析で得られた出力結果がどうなのかということを述べなければなりません.

　ここまでをまとめると，

①データは，どこからどうやってとった

②どういった統計手法を使って，どういった手順で導き出した

③解析によって出力された必要な情報はこれである

という3点の記述が必要です.

> 統計解析を論文に記述するときには「○○手法を使って検定した結果，$p=△△$だった」と書けばそれで十分なはず，というわけではないことがわかりましたね

**質問2**

# どのように論文に書いていったらよいか，具体的に知りたいです

> 論文の構成の原則「IMRAD」に従いましょう

　先ほどの **質問1** で述べたことがわかれば，あとは簡単です. しかし，簡単ではないのでこのような質問が出るのですよね.

　さて，説明の前に，論文の書き方の基本を押さえておきましょう. 医学論文を執筆する際の世界標準として，「ICMJE統一投稿規定（2017年改訂版）」[1] という決まりがあります. このなかの "Ⅳ. A. 1. 一般原則" には『原著論文の本文は，通常，緒言／序論 [Introduction]，方法 [Methods]，結果 [Results]，および考察 [Discussion] のセクションに分かれている. この「IMRAD」とよばれる論文形式は，恣意的に定

めた出版形式ではなく，科学的発見の過程を反映したものである』と記されています．

　つまり，論文は，

- Introduction：導入，緒言，はじめに
- Methods（Material & Methods）：方法（対象と方法）
- Results：結果
- Discussion：考察

の4部分に分けて書く決まりになっています．このIntroduction, Methods, Results, and Discussionの頭文字をとって**IMRAD**と略します．この構成に則って書きましょう．

### 質問3 データの入手法はどう書いたらよいですか？

解析の対象者について，ポイントを押さえながら記載していきましょう

　データをどこからどうやってとったかは，IMRADのMにあたる"方法（対象と方法）"の節に書きます．**表1**を見てください．この手順に沿って書いていきます．

### ❶対象者を，どこから集めたか？

　対象者は，どこから集めたでしょうか？ 対象者の集団を想定しているはずです．研究者の病院に入院している人，病院に外来で通ってきている人，どこかの健康教室に参加している人，知人，etc……研究をするために対象者を集めようとして，まずどこにターゲットを当てたのでしょうか？ これは，**図2**の**母集団**に相当します．

表1 データを，どこからどうやってとったか

| ① | 対象者を，どこから集めたか？ |
|---|---|
| ② | 対象者を，どうやって勧誘した（集めた）か？ |
| ③ | 同意は得たか？ |
| ④ | 参加を拒否された理由は？ |
| ⑤ | 勧誘した人に対して結果的にどれくらい協力を得たか？ |
| ⑥ | 測定中に中止した人はいるか？ |
| ⑦ | 結果的にどれくらいの対象となったか？ |
| ⑧ | 対象者の属性はどうか？ |

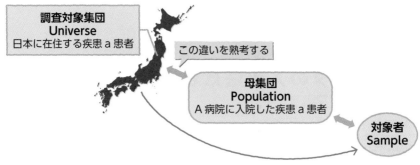

図2 調査対象集団と母集団，対象者の関係

　　自分の所属施設の患者さんを片っ端から無差別に対象とする場合は，母集団の属性を決める必要はありません．しかし，たいていは疾患を決めるか・決めないか，入院しているか・していないか，男女比はどうするか，etc……，あらかじめ研究の対象とする集団（母集団）の属性を決めておかなければなりません．そして，自分の研究の理想的な集団（図2の**調査対象集団**）と母集団は同じ属性かを考え，"対象" または "考察" のところで触れておく必要があります．

## ❷対象者を，どうやって勧誘した（集めた）か？

　　母集団の属性が決まったら，今度はどうやって勧誘するかです．理想としては，今度は片っ端から無差別に勧誘する方法が最適です．対象者のリ

ストがある場合は，ID番号を付けてから，サイコロを振るなり，乱数を使うなり，できるだけランダムを心掛けて選びます．ID番号の小さい順にとか，大きい順になどの規則性をもたせないほうが無難です．

また，勧誘方法も重要です．郵送で勧誘するか，e-mailか，電話で話すか，実際に面会して誘うか，いろいろと手順はあると思います．一般に顔見知りの場合は面会だと断りにくいはずです．断りにくいから予定どおり勧誘できるメリットもデメリットもあります．どうやって勧誘したかも記述すべきでしょう．

### ❸同意は得たか？（介入研究の場合）

すでに記録されているデータを回収する場合は，絶対ではありませんが対象者の同意が不要なときもあります．介入研究の場合には，対象者本人の同意が必要です．介入研究とは試験的に対象者へ何らかの介入をして変化を調べる研究ですので，必ず説明と同意を得なければなりません．この倫理的な説明については解説の範囲を超えるので割愛しますが，きちんと留意しておかなければなりません．

説明はどのようにして行ったか（書面，口頭など），同意はどのようにして得たかも記載すればよいでしょう．

### ❹参加を拒否された理由は？

❸の同意と同じように記載します．誰にも拒否されない場合もあると思いますが，そんなときは拒否しそうにない人を無意識に選んでいることが多いはずです．ランダムに選ぶときには，少なからず拒否されることはあります．拒否する人が多いと困るのではなくて，どういった人が拒否したかの内容が重要です．症状の軽い人が拒否する場合は，軽い症状の人は含まれません．その対策のために，何としてでも症状の軽い人を集めよ，というのではなくて，拒否した人の属性を把握し記載することが大切です．

### ❺勧誘した人に対して結果的にどれくらい協力を得たか？

勧誘した人のうち，対象者となってもらった人の割合はどれくらいだっ

たかを記載します．極端に対象者数が少なくないかぎり，ランダムに拒否
されたのであれば問題ありません．この時点では無理に対象者を追加しな
くても大丈夫です．

### ⑥測定中に中止した人はいるか？

縦断研究では，データをいくつかの時期に分けて測定することがありま
すので，途中で研究に協力できなくなった，連絡がとれなくなったなどの
脱落例が発生します．こうした脱落例は未然に防ぐ努力よりも，脱落した
原因を詳細に記載するほうが妥当です．

### ⑦結果的にどれくらいの対象となったか？

対象者が途中脱落していって，その結果，研究の対象となった人数は何
名かを書きます．

> ここまでの手順を図3のようなフローチャートで整理して
> おけばよいでしょう

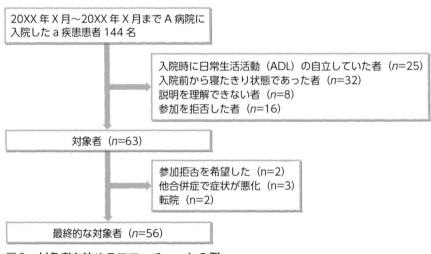

図3　対象者を決めるフローチャートの例

## **⑧対象者の属性はどうか？**

　対象者の属性は，年齢，身長，体重といった情報が基本です．その他，統計解析を行ううえで関与すると思われる情報は，すべて掲載したほうがよいでしょう．

　基本情報として最低限，平均，標準偏差（SD），範囲（最大値－最小値）を掲載します．また，同時に中央値や四分位範囲（75％値－25％値）も掲載すると詳しくなります（表2）．

　原則として，平均と標準偏差はデータが正規分布に従うときに掲載し，中央値と四分位範囲はデータが正規分布に従わないときに掲載しますが，正規分布に従うか従わないかにかかわらず，すべての情報を載せたほうがよいでしょう．

### 表2　対象者の属性を示す例

| 変数名 | 平均±標準偏差 | 中央値 | 四分位範囲 | 範囲 |
|---|---|---|---|---|
| 年齢（歳） | 63.9±11.2 | 63.0 | 19 | (35-85) |
| 身長（cm） | 152.9±8.6 | 151.0 | 12 | (134-175) |
| 体重（kg） | 56.5±9.2 | 57.0 | 12 | (35-73) |

### 質問4
# データの統計手法はどう書いたらよいですか？

> どういった手法を使って，どういった手順で導き出したか，丁寧に記述しましょう

　今度は統計手法の記述についてですね．可能なかぎり，読んでいる人が再現できるぐらいに詳しく記述することを心掛けてください．あまり見慣れない統計手法を使用する場合は，その手法の簡単な解説や引用文献を掲載すると親切です．

**表3　統計解析の記述手順**

| ① | 何をみよう（解析しよう）としているか？ |
|---|---|
| ② | 何の手法を使ったか？ |
| ③ | 多変量解析の場合，どの変数を対象としたか（その理由も），変数選択法は使用したか？ |

**質問1** で述べましたが，ここは料理にたとえるとレシピの部分にあたります．表3の手順で説明します．

## ◨ 何をみよう（解析しよう）としているか？

統計解析のために，何をみようとしたかを書きます．

**例** 対照群と疾患a群の間で，血圧の差をみる．

**例** 介入前と介入後の握力の差（変化）をみる．

**例** 握力と体重の関係をみる．

**例** 年齢と握力，肺活量，6分間歩行距離の関係をみる．

**例** 対照群と疾患a群の間で，片足立ち時間，最大一歩幅，立位体前屈の差をみる．

のように書きます．

## ◪ 何の手法を使ったか？

統計解析の種類は，まとめると，①差をみるか，②関係（影響）をみるか，のいずれかです．どの場合にどの手法を選んだらよいかの詳細については，前講（**参照** 基礎編4講）も参考にしてください．

解析の手順どおりに詳細に記載します．事前に行う検定については，この時点で結果も含めて記載しましょう．事前に行う検定とは，正規分布に従うかを確認するShapiro-Wilk（シャピロ・ウィルク）検定[※1]，等分散性を確認するLevene（レーベン）検定，Mauchly（モークリー）の球面性

---

※1：本当は，Shapiro-Wilk検定によって「データが正規分布に従う」とは断言できません．正確にいうと「正規分布に従わないとはいえない」，つまり，正規分布に従うか否か不明ということで，半ば強引に「正規分布に従う」とみなしています．

検定などがあります.

例 Shapiro-Wilk検定の結果,対照群と疾患a群の血圧は正規分布に従うことがわかった.次にLevene検定の結果,等分散していたので,2標本t検定を適用した.

例 介入前と介入後の握力はShapiro-Wilk検定の結果,正規分布に従うことがわかったので,対応のあるt検定を適用した.

例 握力と体重はShapiro-Wilk検定の結果,正規分布に従っていると判断できたので,Pearson(ピアソン)の相関係数を求めた.

例 年齢と握力,肺活量,6分間歩行距離の関係をみるために相関係数を求めた.事前にShapiro-Wilk検定を行ったところ,3変数とも正規分布に従っていると判断できたため,Pearsonの相関係数を求めた.

例 対照群と疾患a群の間で,片足立ち時間,最大一歩幅,立位体前屈の差をみるために,差の検定を適用した.対照群と疾患a群に分けて,片足立ち時間,最大一歩幅,立位体前屈のShapiro-Wilk検定を行ったところ,片足立ち時間,最大一歩幅は正規分布に従い,立位体前屈は正規分布に従わなかった($p < 0.05$).片足立ち時間,最大一歩幅はともに等分散していたので,2標本t検定を適用した.立位体前屈はMann-Whitney(マン・ホイットニー)検定を適用した.

## ❸ 多変量解析の場合,どの変数を対象としたか(その理由も),変数選択法は使用したか?

多変量解析は,一度に複数の変数を対象とします.その複数の変数をなぜ解析対象としたかについて,理由を記載します.

また,解析対象とした複数の変数は,すべてを解析に含める場合と,**変数選択法**という手法を使って,解析対象としたすべての変数のなかから有効な変数($p < 0.05$の有意な変数)を選ぶ場合があります.例えば,6分間歩行距離に対して,握力,肺活量,年齢の影響をみるとします.このとき,重回帰分析という方法を使うとします.握力,肺活量,年齢のすべてを解析するか,変数選択法によって握力,肺活量,年齢のうち$p < 0.05$の変数だけを選んで解析するかを,解析の目的によって使い分けます.重回

帰分析については，後の講（ 参照 実践編5講）を参考にしてください．

例 6分間歩行距離に対して，握力，肺活量，年齢の影響をみるために，重回帰分析を適用した．Stepwise（ステップワイズ）法による変数選択法を用いて，どの変数が有意に影響するかを調べた．

## 質問5
# 解析結果はどう書けばよいですか？

解析によって出力された必要な情報を記載しましょう

　　記載すべき必要な情報を表4にあげました．論文の"結果"にこれらの内容を記載します．

### 1 各変数の記述統計値

　　**記述統計値**には，平均，標準偏差，中央値，四分位範囲，範囲などがあ

### 表4　解析によって出力された必要な情報

| ① | 各変数の記述統計値（平均，標準偏差，中央値，四分位範囲，範囲など） |
| --- | --- |
| ② | $p$値 |
| ③ | 効果を表す指標（差の効果量，相関係数，連関係数，標準回帰係数，オッズ比など） |

### 表5　結果を示す表の例（詳細版）

| 変数名 | 対照群（$n=31$） | | | | 疾患a群（$n=25$） | | | |
| --- | --- | --- | --- | --- | --- | --- | --- | --- |
| | 平均±標準偏差 | 中央値 | 四分位範囲 | 範囲 | 平均±標準偏差 | 中央値 | 四分位範囲 | 範囲 |
| 年齢（歳） | 59.8±9.5 | 59.0 | 12.0 | (35.0-76.0) | 69.0±11.2 | 71.0 | 20.0 | (52.0-85.0) |
| 身長（cm） | 152.6±8.7 | 150.0 | 12.0 | (134.0-175.0) | 153.2±8.7 | 151.0 | 14.0 | (143.0-175.0) |
| 体重（kg） | 54.7±10.5 | 53.0 | 16.0 | (35.0-73.0) | 58.8±6.7 | 60.0 | 8.5 | (46.0-72.0) |

ります．記述統計値とともに，人数も併記します．**表5**は詳しく記述された表で，**表6**は最低限の情報を掲載しています．

● 詳細か，簡易か？

　データが正規分布に従うとみなしたならば，平均と標準偏差だけを記載すればよいでしょう．逆にデータが正規分布に従わないと判断したなら，中央値と四分位範囲のような情報提示が妥当です．しかし，体重は正規分布に従うので平均と標準偏差，身長は正規分布に従わないので中央値と四分位範囲，年齢は……というふうに，ある変数は平均±標準偏差，ある変数は中央値と四分位範囲，とバラバラの表示をされると見にくくなります．その際には，スペースが必要ですが**表5**のようにすべての変数について平均±標準偏差と中央値，四分位範囲も掲載すればすっきりします．

## 2 $p$ 値

　$p$ 値は統計ソフトで出力される $p$ です．いくつかの検定を行って得られたすべての $p$ 値を掲載します．

● 結果は「＜」で

　$p$ 値は慣習的に $p=0.05$ または $p=0.01$ を基準とします．これらの数値を下回ったときに，有意な結果が得られたと判断します．たとえば統計ソフトで得られた差の検定の $p$ 値が0.04であれば $p<0.05$ で有意な差があった，とか，相関係数を求めて $p$ 値が0.009であれば $p<0.01$ で有意な相関があったと記載します．特に指定がないかぎりは，

表6　**結果を示す表の例（簡易版）**

| 変数名 | 対照群 （$n=31$） | 疾患a群 （$n=25$） |
|---|---|---|
| 年齢（歳） | 59.8±9.5 | 69.0±11.2 |
| 身長（cm） | 152.6±8.7 | 153.2±8.7 |
| 体重（kg） | 54.7±10.5 | 58.8±6.7 |

平均±標準偏差

- $p < 0.05$ で有意な○○があった

- $p < 0.01$ で有意な○○があった

- 有意な○○は認められない（みられない）

のいずれかで記載します．ときどき「$p = 0.035$ で有意な差があった」とか（$p < 0.05$ なので），「$p = 0.456$ で有意差はなかった」と記載する例がありますが，特に指示がないかぎりは "＝（イコール）" で記載する方法は避けてください．

## ●効果の大きさや程度はわからない

また，$p$ 値が小さいから「差が大きい」，「相関が大きい」という，$p$ 値の大きさを頼りにした判断は誤りです．このような "効果の大きさ" は，**効果量や 95％信頼区間**をみる必要があります〔効果量や 95％信頼区間については後の講（ 参照 実践編9講）でお話しします〕．

さらに，$p$ 値が 0.051 とか 0.0501 など，0.05 よりも大きいのは確かなのですがかなり 0.05 に近い値をとった場合に，「差の傾向がみられた」のように記述する例もみられますが，これは誤り表記です．$p = 0.05$ を境に，有意な差がある，有意な差がない（＝差があるとはいえない）の２つで記述する以外はありません．「差の傾向がある」，などの程度を表す表記は，95％信頼区間か効果量を参考にしなければ使えません．

## ❸効果を表す指標

効果とは，検定を行った際の度合いを表すものです．差の検定であれば差の程度，相関であれば相関の程度（相関係数），$\chi^2$ 検定であれば連関の程度（連関係数），回帰分析であれば影響する程度（標準回帰係数）を表しています．効果を表す指標を表7にあげました．それぞれの用語の意味は，他の講を参考にしてください．

また，95％信頼区間が出力されていれば，その記述と解釈も必要です．

表7 代表的な検定の効果を表す指標

| 検定の種類 | 正規分布に従うか | 効果の指標 |
|---|---|---|
| 差の検定 | ○ | 効果量，差の95％信頼区間 |
| | × | 効果量 |
| 相関 | ○ | Pearsonの相関係数，相関係数の95％信頼区間 |
| | × | Spearman（スピアマン）の相関係数 |
| 分散分析 | ○ | 相関比 |
| | × | 効果量 |
| 多重比較法 | ○ | 効果量，差の95％信頼区間 |
| | × | 効果量 |
| （重）回帰分析 | | 決定係数（$R^2$），標準（偏）回帰係数 |
| 分割表の検定 | | 連関係数 |
| 多重ロジスティック回帰分析 | | オッズ比，オッズ比の95％信頼区間 |

**おわりに**

# 論文での書き方例です

　統計解析の結果をどのようにして書いたらよいかというルールについては，文章ですので特に決まりはありませんが，前述してきた必須事項を記述していれば問題ないことは確かです．

　ただし，字数の限られた学会抄録などでは，要約して簡潔に記述しなければなりません．もし，これまで述べた内容をすべて網羅して記述すれば，字数が足りなくなってしまいます．他の講の後半でも結果の記載例があげられますが，さまざまな書き方があることは確かです．どれが正しい，間違いというわけではなくて，その解析にとって，どの情報が重要かを考えなければなりません．

　統計解析に関する直接の記述は，"方法"と"結果"です．まず，"方法"に

記載する部分から述べます．学会抄録などに記載する最も簡単な例をあげます．

> **書き方例** ▶

> **方法**
>
> 　………．
>
> 　……対照群と介入群で収縮期血圧の差をみるために，❶差の検定を適用
> した．使用した統計ソフトは❷R2.8.1（CRAN）とし，すべての検定の
> ❸有意水準は $p=0.05$ とした．

　❶の検定方法は簡単な記述で十分です．差の検定，相関の検定，回帰分析な
ど，大雑把に記述します．❷統計ソフトは，名称，バージョン，発行所を記載
します．統計ソフトの信頼性はもとより，バージョンによっても信頼性が変わ
ることがあります．❸の有意水準は"$p=0.05$"と記載します．"有意水準は$p<0.05$ とした"と書く人がいますが，不等号（<）の表示は誤りです．

　次に，論文に書く場合の例です．

> **書き方例** ▶

> **方法**
>
> 　………．
>
> 　……対照群と介入群で収縮期血圧の差をみるために，差の検定を適用
> した．❶事前に，Shapiro-Wilk検定で2群のデータが正規分布に従うか
> どうかを確認し，❷正規分布する場合はLevene検定で等分散性を確認し
> た後に，❸適切な検定を適用した．
>
> 　使用した統計ソフトはR2.8.1（CRAN）とし，すべての検定の有意水
> 準は $p=0.05$ とした．

　❶❷は，事前に行う検定を手順どおりに説明した内容です．このように行っ
た検定，結果をみてどう判断するか，はすべて記述します．❸では「適切な検
定」と書きましたが，具体的に「等分散する場合は2標本$t$検定，等分散しな
い場合はWelchの修正による2標本$t$検定」と書いても構いません．できるだ
け，行った手順どおりに忠実に書けば，問題はありません．

次に結果の記載例をあげます．まずは，学会抄録などに記載する，最もシンプルな例をあげます．

> **書き方例** ▶
>
> **結果**
>
> 対照群❶25名の収縮期血圧は❷133.7±18.0 mmHg，介入群❶31名の収縮期血圧は❷120.1±17.0 mmHgであった．❸2標本$t$検定の結果，❹$p<0.01$で有意な差が認められた．

これは，字数の少ない抄録などで記載する最低限の例です．群間の差の比較であれば，各群の人数（❶），記述統計値（❷），検定の名称（❸），$p$値（❹）の提示が必要です．

❶の人数は「対照群（$n=25$）」のように$n$で表しても構いません．❷の記述統計値は，正規分布に従うデータであれば最低限，平均と標準偏差を記述します．もし，正規分布に従わないデータであれば中央値を記述します．中央値とともに四分位範囲（または25%値と75%値）を記述することもあります．❸の検定の手法は，正規分布を確認するShapiro-Wilk検定や，等分散を確認するLevene検定といった事前に行う検定は省略し，結論を出すに至った検定名だけを記載します．❹で$p$値を記載します．字数に余裕があれば，効果量（差の効果量；相関の検定であれば相関係数，回帰分析であれば標準回帰係数など）も載せておけばよいでしょう．以下に例をあげます．

> **書き方例** ▶
>
> **結果**
>
> 対照群25名の収縮期血圧は133.7±18.0 mmHg，介入群31名の収縮期血圧は120.1±17.0 mmHgであった．2標本$t$検定の結果，$p<0.01$で有意な差が認められた．効果量は$r=0.36$で中等度の差であった．

今度は，論文に書く場合の例です．論文に書く場合は，できるだけ詳細に記述する必要があります．

**書き方例** ▶

> **結果**
>
> 　対照群25名の収縮期血圧は133.7±18.0 mmHg（❶98〜164 mmHg），介入群31名の収縮期血圧は120.1±17.0 mmHg（❶93〜155 mmHg）であった．❷Shapiro-Wilk検定の結果，2群とも❸p値が0.05を上回ったため，正規分布に従うと判断した．その後，等分散しているか❷Levene検定を行ったところ，p値は0.05以上であったため，等分散していると判断し，2標本t検定を適用した．その結果，$p<0.01$で有意な差が認められた．効果量は$r=0.36$（中等度の差）で，差の❹95％信頼区間は3.8〜22.6 mmHgであった．

他の記述統計値も表にして掲載するべきですが，この例では血圧のみを例としてあげています．

❶は最小値と最大値を述べています．前述したとおり，複数ある変数の記述統計値は表にして記載したほうがよいでしょう．表に記載した際には本文には同じ数字は書きません．❷のような使用した検定名は，行った順序どおりにすべて記載します．❸の判定結果は$p$が0.05以上となった場合の原則は$p$値を記述しません．しかし，記載を求められたときは，$p=0.876$のように，$p$値そのままを記載してもよいかもしれません．❹は95％信頼区間です．出力されない検定もありますので，その際には記述できません．

# 練習問題

解答は242ページ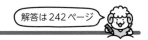

次の記載のうち，どの部分が間違っているかを考えてみましょう．

① すべての統計解析の有意水準は$p < 0.05$とした．

② 2標本$t$検定の結果，$p = 0.032$で有意な差が認められた．

③ 年齢はShapiro–Wilk検定の結果，正規分布に従っていた．年齢の中央値は59.0歳，標準偏差（SD）は9.5歳であった．

④ 対照群25名の体重は58.8±6.7 kg，介入群31名の体重は54.7±10.5 kgであった．2標本$t$検定の結果，$p = 0.091$で有意な差は認められなかった．

⑤ 対応のある$t$検定の結果，$p = 0.0501$で有意な差とはいえないが，差の傾向はあった．

---

## 文献

1）「ICMJE統一投稿規定（2017年改訂版）」（株式会社 翻訳センター）（https://www.hon-yakucenter.jp/usefulinfo/uniform_requirements2018.html）

# 実践編

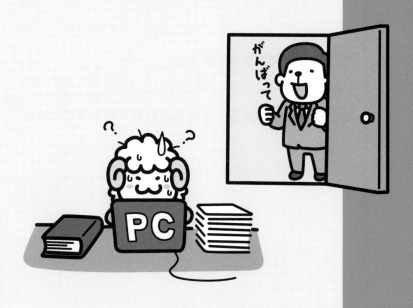

# 2つの変数の関係をみたい
## 相関係数と相関の検定

## 💭 Point

- 相関とは，2つの変数に関係があるかどうかを調べることである
- 相関係数とは，2つの変数の相関関係の程度を表す指標である．$r$ と略すことが多い
- データが正規分布に従う場合は Pearson の相関係数，データが正規分布に従わない場合は Spearman の順位相関係数を使用する

### この講でできるようになること

#### Step1 相関を理解する

一方の変数が大きくなると，他方の変数も大きくなるという関係→正の相関関係

一方の変数が大きくなると，他方の変数は小さくなるという関係→負の相関関係

#### Step2 相関係数を理解する

正の相関関係は1，完全に相関関係がなければ0，負の相関関係は−1として表す.

#### 🏁 Goal 相関の検定と相関係数の見かたを身につける

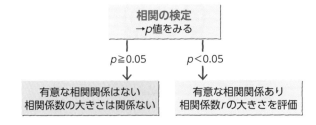

**質問1**

# 相関とは何ですか？

**２つの変数に関係があるかどうかを調べることです**

図1を見てください．この図は，体重と身長の関係を表した図 ── 縦軸を体重，横軸を身長とした**散布図** ── です．散布図に描かれている青点は，一人ひとりの対象者を表しています．

この散布図を書いて何をみようとしたかというと，身長が大きい人ほど体重が重いのではないか？ いいかえれば体重が重い人ほど身長が大きいのではないか？という関係を知りたかったのです．

もし，体重が重い人ほど身長が大きい，というのであれば，点の並びは右上がりになるはずです．確かに図1の散布図を見ると，右上がりに並んでいるようにみえます．ゆえに体重が重いほど身長も重くなる，という傾向がありそうだといえるでしょう．

このように，相関とは２つの変数に関係があるかどうかを調べてみることです．その関係というのは，一方の変数が大きくなると，他方の変数も大きくなるという関係です．これを「相関関係がある」といいます．もう

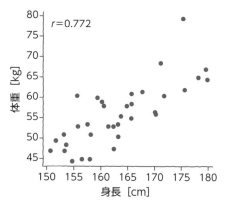

**図1 体重と身長の散布図**

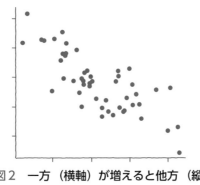

図2　一方（横軸）が増えると他方（縦軸）が減るという相関の例

　一つ，一方の変数が大きくなると，他方の変数は小さくなるという逆の関係もあります（図2）．これも「相関関係がある」といいます．

　図1，図2とも「相関関係がある」といいますが，特に図1のように，一方の変数が大きくなると他方の変数も大きくなる相関関係を**正の相関関係**，図2のように，一方の変数が大きくなると他方の変数は小さくなるという相関関係を**負の相関関係**とよびます．

質問2
# 相関係数とは何ですか？

2つの変数の相関関係の程度を表す指標です

　2つの変数の関係を調べることを相関とよぶことはわかりましたね．それでは，図1をもう一度見てみます．どれくらい右上がりに点が並んでいるといえるでしょうか？ ──"どれくらい"といわれると困るはずです．

　図3には，極端な相関関係を表した散布図をあげています．図3Aは，縦軸と横軸の正の相関関係が完全な状態です．ほとんど直線関係です．図3Bは相関関係が完全にない状態です．縦軸と横軸の増減のようすに関係があるとは思えません．図3Cは完全な負の相関関係です．

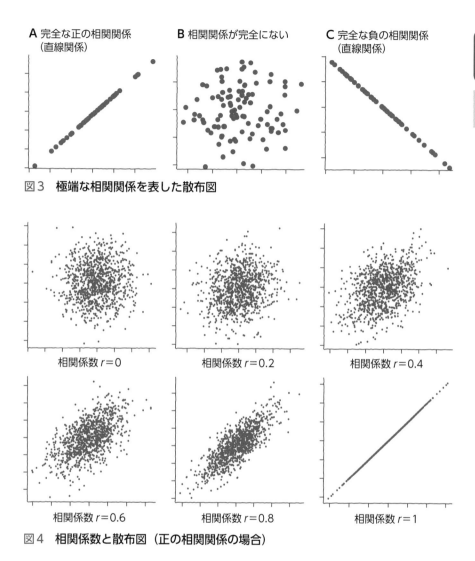

図3 極端な相関関係を表した散布図

図4 相関係数と散布図（正の相関関係の場合）

　そこで，図3Aのように正の相関関係が完全な状態を1，図3Bのように相関関係が完全にない状態を0として表すことを考えます．この表し方が**相関係数**です．図3Cの完全な負の相関関係も1にすると，正の相関関係（図3A）と区別ができなくなるので，−1で表すことにします．

まとめると，相関係数は正の完全な関係を1，完全に関係がない状態を0，負の完全な関係を−1として表す指標です．また，相関係数は $r$ という記号で記すことが多く，相関係数が1のときは $r=1$ などと記述します．図1の左上にも記載してあります．

　図4では正の相関関係を例にあげて，$r=0$ から $r=1$ に増えていくようすを散布図で表しました．相関係数が大きくなるに従って，円形の点の並びが徐々に楕円形，直線関係に変わっていくようすが見えると思います．

質問3

# 相関係数の数値に意味はありますか？

## 2つの変数の相関関係の強さを表しています

　改めて図4の $r=0$ や $r=0.2$ の散布図を見てみましょう．一方の変数が増えても，他方の変数が増えるとか，減るなどのようす（つまり相関関係）はわからないと思います．$r=0.4$ ぐらいになると，はっきりではありませんが何となく一方が増えると他方も増える（相関関係がある）ように見えます．$r=0.6$ ぐらいになれば，相関の傾向ははっきりしてくるでしょう．

　相関係数がどれくらいの大きさなら相関関係がある，と判断する基準はないのですが，この図を見るかぎりだと，少なくとも $r<0.2$ の場合では相関関係があるとは思えません．$r>0.4$ になって「なんとなく相関関係があるかも」といえそうです．

　慣習的な判断基準を表1に示します．

　各数値が｜｜（絶対値）で囲まれている理由は，負の相関係数のときはマイナス値を示すからです．正の相関係数も負の相関係数も，プラスマイナスを考えずに数字の大きさは同じとして判断します．また，この表1の基準も根拠があって認められている基準ではなく，多くの人はこれくらいで判断するという慣習ですので，「$r$ が0.6以上じゃないと相関関係にある

表1 相関係数の判断基準（目安）

| | |
|---|---|
| $0 < r < \lvert 0.2 \rvert$ | 相関関係はほとんどない |
| $\lvert 0.2 \rvert < r < \lvert 0.4 \rvert$ | やや相関関係がある |
| $\lvert 0.4 \rvert < r < \lvert 0.7 \rvert$ | かなり相関がある |
| $\lvert 0.7 \rvert < r < \lvert 1 \rvert$ | かなり強い相関関係がある |

とはいえない」と考えるなら，それも間違いではありません．もし，何も
頼る参考資料がなければ，表1の基準で判断してください．

**質問4**
# 相関係数の特徴を教えてください

相関係数はデータの単位を気にしなくていいのです

　相関係数はデータの単位に影響を受けません．センチメートルで測った
身長とキログラムで測った体重の相関係数と，そのデータをメートルに換
算した身長とグラムに換算した体重の相関係数は同じ値になります．もと
が同じデータであれば，単位を変えても相関係数の値は変わりません．

**質問5**
# 相関係数は1つだけですか？

いいえ，相関係数には2種類あります

　相関係数は，主に**Pearson（ピアソン）の相関係数**と**Spearman（ス
ピアマン）の順位相関係数**の2種類があります．

　正規分布に従うデータにはPearsonの相関係数を適用します．単に相
関係数とか，積率相関係数とよぶこともあります．

　正規分布に従わないデータにはSpearmanの順位相関係数を適用しま

す．順位相関係数とよぶこともあります．Spearmanの順位相関係数は，
$\rho$（ロー）とか rs と略すことがありますが，特に決まっていないので，論
文などではきちんと「以下，rs と略す」などの記述が必要です．

どちらの相関係数も−1〜1の範囲をとり，大きさの判断も**表1**に従い
ます．

なお，データが正規分布するかどうかの判断は，前に説明した，Shap-
iro-Wilk 検定を適用して判断すれば簡単です（参照 基礎編2講 質問5）．

## 質問6
# 相関係数を活用する手順を教えてください

相関係数だけをみるのでは不十分．相関の検定も併用しま
しょう

### ■相関係数だけでは不十分な理由

相関関係の程度は，相関係数で表すことがわかりました．これからは，
2つの変数の相関関係をみたければ，相関係数を計算して判断すればよい
のです．

ところが，ここで重要な基本事項を忘れています．**標本と母集団の概念**
です（参照 基礎編2講 図5）．思い出してみるとわかりますが，相関係数は対
象者（標本）のデータから計算された相関係数なのです．

**図1**の身長と体重の散布図は，大学生36人を対象としたものです．こ
の相関係数は $r=0.772$ と計算されます．**表1**の基準に合わせると "かな
り強い相関関係がある" と判断できます．しかし，標本と母集団の概念を
考慮すれば，あくまで**図1**の大学生36人の体重と身長の相関係数が $r=$
0.772 なのであって，別の大学で36人を対象として体重と身長の相関係
数を計算すれば $r=0.772$ になるとはかぎりません．もしかしたら，$r=$

0.656になるかもしれません．ひょっとすれば，さらに別の誰かが別の大学生36人の体重と身長を調べたら，$r=0$になるかもしれません．もし，$r=0$になる可能性が高ければ，図1のような$r=0.772$は，たまたまその大学生36人が高い相関関係にあっただけといえます．

　そこで，**相関の検定**の出番です．相関の検定には，質問5 で述べたPearsonの相関係数やSpearmanの順位相関係数を使います．**統計的検定の基本**について前に解説しましたが（参照 基礎編2講 質問4），簡単にいえば，統計的検定という理論を使って「もし自分と同じような調査を，何人もの研究者が行ったとしたら……」という架空の世界をつくります．架空といっても空想とか，想像ということではなくて，理論に基づいた推測の世界です．考え方は以下に述べるとおりです．

## ■相関の検定の考え方

### ●ステップ1：「日本中の大学生の体重と身長は相関関係なんてない」と仮定してみる

　どの統計的検定にもいえるのですが，まず「∞人の大学生（母集団）の体重と身長は相関関係がない（$r=0$）」と仮定します．

　その仮定条件下で，複数の研究者がおのおので∞人の大学生（母集団）から無作為に36人を抽出して体重と身長を測り，相関係数を求めるという調査をしたとします（図5）．「研究者Aは$r=0.022$だった」，「研究者Bは$r=-0.123$だった」，「研究者Cは$r=0.142$だった」という結果になりました．実際の統計的検定では研究者をたくさん用意して調査しませんので，36人を対象として平均がこれくらいで標準偏差がこれくらいのデータであれば相関係数はこれくらいの値になるな，とか，研究者ごとの相関係数のバラツキはこんな感じになるな，という統計解析のルールに従って計算します．

　こうして，何百人の，何千人の，何万人の，何億人の研究者が同じ調査をして，それぞれが相関係数を求めて，グラフ化したら……理論上，図6

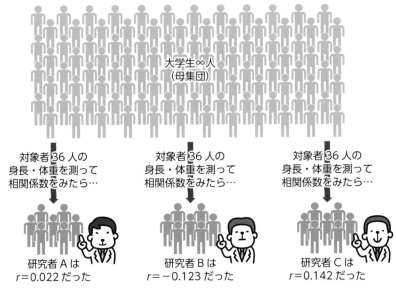

図5 体重と身長の相関がない（$r=0$）と仮定して，複数の研究者が相関を求めたら…

対象者36人の身長・体重を測って相関係数をみたら…

- 研究者Aは $r=$ 0.022 だった
- 研究者Bは $r=-0.123$ だった
- 研究者Cは $r=$ 0.142 だった
  ⋮
- 研究者Zは $r=$ 0.002 だった

というふうにたくさんの研究者がくり返して得られた相関係数をヒストグラムにすると…

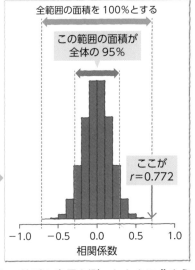

図6 非常に多くの研究者が$r=0$と仮定して体重と身長を測ったときに求められる相関係数のヒストグラム

のような分布になります．これは，平均が0となる左右対称の釣り鐘状の分布（正規分布ではない）になります．

● **ステップ2：「体重と身長は相関関係なんてない」という架空の世界と矛盾するか？**

図6のヒストグラムの面積（すべての棒の和の面積），つまり，研究者から得られた相関係数のすべての和を1と考えたときに，面積が0.95つまり95％となるような範囲を決めます．95％の研究者から得られた相関係数がたとえば$r=-0.34～0.34$の範囲に存在するなら，$r=0.772$になる可能性は何％でしょうか？

統計ソフトを活用すれば，相関の検定によって確率$p$が出力されます（図7）．その$p$とは前述した"$r=0.772$になる可能性"の確率$p$です．この$p$が5％未満の値であれば「5％未満で有意な相関関係にある」と判断します．図7の例では$p=3.5e-08$と表されていますが，これは$p=3.5×10^{-8}=0.000000035$という意味です．相関がないという状況で$r=0.772$が出る確率は，たったの0.0000035％しかないわけです．つまり$p<0.05$に合致するので，「5％未満で有意な相関関係にある」といいます．「こんなに小さい確率であれば相関がないという状況は考えにくい．

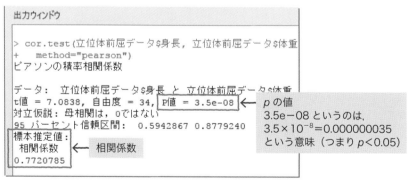

**図7　統計ソフトを利用したときの相関係数の出力**
Rコマンダーの例.

相関はあるに決まっている」と判断できるのです.

　これが相関の検定です. $p < 0.05$の結果であれば,専門用語で「5％未満で有意な相関関係にある」と記述します. 逆に,$p$が5％を上回るようであれば,相関がない確率が高いゆえに「有意な相関はみられなかった」とか「相関関係は有意ではない」と記述します.

　相関係数は対象（標本）から得られる値なので,一般化できるかどうかは不明です. したがって,誰かが同じ研究を再現しても,同じ相関係数が得られるかは不明なのです. そのために相関の検定結果を併用して判断します.

## ■いよいよ相関係数の解析のしかた

　解析の具体的な手順は図8のように進めます. まずは,2つの変数が正規分布に従うかどうか,Shapiro-Wilk検定を行っておきます. その後に,Pearsonの相関係数を使うか,Speramanの順位相関係数を使うか決めます.

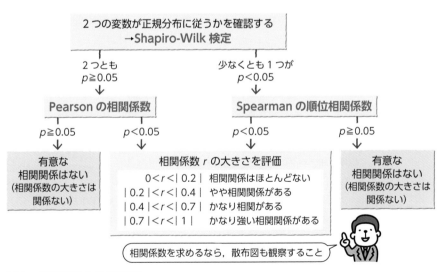

図8　相関係数をみる手順

● ステップ1：相関の検定のp値をみる

　統計ソフトで相関の検定を解析すれば，どのような統計ソフトでもp値が出ます．$p < 0.05$を満たしていれば「5％未満で有意な相関関係にある」とか「相関関係は5％未満で有意だった」とか，「$p < 0.05$で有意な相関関係があった」などと判断します．

　もし，pが0.05（5％）を上回ったときは「有意な相関関係はない」と判定して解析終了です．

● ステップ2：相関係数をみる

　pが5％未満で有意な相関関係にあれば，次に相関係数rの大きさを判断します．rは表1の判断基準に従えば，最低でも0.2以上，望ましくは0.4以上ないと，"相関がある"といえないと考えてよいでしょう．

　検定の結果が$p < 0.05$で有意な相関があってもrが0.2以下のように小さいときは，検定によって$r \neq 0$の可能性は5％未満と判断されましたがrは小さいということになります．つまり，有意な相関関係があっても，相関関係は小さいという結論になります．pが5％未満であれば相関関係が強いというわけではないので注意してください．

### 質問7
## 相関係数をみたらそれでおしまいですか？

散布図を描くことをお勧めします　

　相関の検定を行って相関係数をみた後に，可能であれば散布図は描画しておいたほうがよいでしょう．散布図観察の主なポイントは以下のとおりです（図9）．

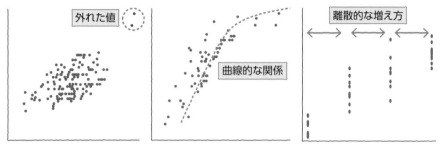

**図9 散布図観察の主な要点**

## ■外れた値が存在しないか？

　　図9Aのように，点の集合から離れたデータがあった場合は，どの対象者か調べてみます．なぜこのような外れた値になったか，よく考えます．ただし，このデータを解析から除外してはなりません．外れ値は，明らかなデータ入力の間違いでないかぎりは，なぜ外れたかの考察をしっかり行いましょう．

## ■直線的な増加になっているか？

　　図9Bのデータの並びは，図4（r＝0.6や0.8）にあげたような楕円形の形となっておらず，曲線に沿うように曲がっています．このようなデータは正規分布していないと判断されて，ほとんどはSpearmanの順位相関係数が適用となるケースです．Spearmanの順位相関係数は，こうした曲線的な増加でも補正してくれるので心配しなくてもよいですが，なぜこのような曲線的な増加になったのかは調べてみてください．

## ■変数は連続的か離散的か？

　　図9Cの散布図は，横軸のデータが4段階で測定されています．そのせいで，データとデータの間隔が空いています（こうしたデータを離散的なデータといいます）．この場合に相関係数が使えないというわけではありませんが，もし横軸のデータが正規分布しないようであれば，分散分析に

切り換えてもよいでしょう．相関係数の計算には，離散的なデータよりも連続的なデータ（細かい数値で測られたデータ）のほうが理想的だからです．ただし，絶対にそうしたほうがよいというわけではなく，あくまで推奨です．

■**関係を変えるような背後の変数が存在する可能性はあるか？**

考察を進めるにあたり，2変数の関係に対して，もし測っていないデータが影響している可能性があるときは，十分に考察すべきです．

身長と体重が相関関係にあると結論を出しても，年齢によって傾向が異なることはないでしょうか．高齢者であればそのとおりにならないかもしれません．

対象者の属性（年齢層，性別の割合など）はよく考えるべきです．対象者が保育園児から高校生まででしたら，筋力と年齢は正の相関関係にありますが，もし，40〜80歳までの対象であれば，筋力と年齢は負の相関関係になるはずです．相関が $p < 0.05$ で有意だからとか，相関係数が大きいからという理由で，単純な結論に達しないように注意してください．

おわりに
## 論文での書き方例です

論文などには，①検定の結果（$p < 0.05$ か，$p < 0.01$ か，有意な相関なしか），②どの相関係数を使ったか，③相関係数の値，④相関係数の大きさの判断，を書くのが一般的です．スペースに余裕があれば，この他に，正規分布の検定結果や，散布図も載せたらよいでしょう．

**書き方例**

身体活動に支障がないと思われる地域在住の高齢者66人（$n = 66$）を対象として，体重と握力を計測した．体重と握力の相関関係を確認するために相関係数を求めた．

まず，体重と握力が正規分布するかどうかをShapiro–Wilk検定で確認

したところ，どちらの変数も有意ではなく，正規分布に従うと考えた．

次に，Pearson の相関係数を求めたところ，検定の結果は $p < 0.01$ で有意な相関があった．相関係数は $r = 0.373$ で，やや相関関係があると判断した．

散布図は図のようになり，目立って外れた値や曲線的な関係は観察できなかった．相関係数の大きさと散布図をみるかぎりでは，体重と握力の相関関係は大きいと考えにくい．

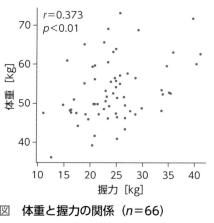

図　体重と握力の関係 （$n = 66$）

対象，解析方法と結果をいっぺんに載せた文例ですが，学会抄録などのスペースが限られるものであれば，これくらいが妥当と思います（多くの場合，学会抄録には散布図は掲載しません）．

論文に書く場合は，最初の3行を“方法”に，4行目以下を“結果”に記載すればよいでしょう．

どの検定でも共通する原則なのですが，検定の結果は，

　①$p < 0.05$ で有意な相関あり

　②$p < 0.01$ で有意な相関あり

　③有意な相関なし

の3つで判断します．ときどき「$p = 0.02$ で有意な相関があった」とか，「$p <$

0.001で有意な相関があった」などの書き方を見ますが，基本的には不適切な記述となります．特別な理由がないのでしたら，前述の3つで記述します．

## 練習問題

解答は243ページ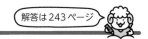

図Aを見てください．これは，19人の若年男子健常者を対象として，やり投・砲丸投・円盤投の投てき距離を測り，相関関係があるかどうかを調べた散布図です．

相関の検定の結果と相関係数は，図中の左上に記載してあります．

このグラフを見て以下を考えてみてください．決まった正解はありませんので，自由に考えてください．

①この結果は，どのように解釈しますか？

②散布図を見て気になるところや，注意点はありますか？

＊ヒントとして，外れた値を示す対象者番号も付記してあります．

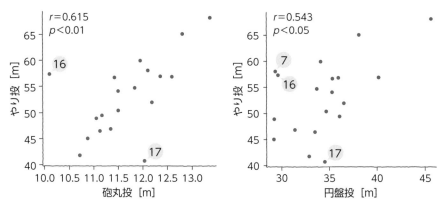

**図A　男子やり投・砲丸投・円盤投の投てき距離の散布図（$n=19$）**
グラフ中の数字は対象者番号を示す．

# 実践編

## 2講 2つのグループ間に差があるか知りたい
### 差の検定

## 👆 Point

- 差の検定とは，2つのグループ間に差があるかを調べるために用いる手法である

- 差の検定の手法には，同一対象でくり返し計測したデータを比較する対応のある（1標本の）差の検定と，異なる対象を比較する2標本の差の検定がある

- データが正規分布に従う場合はパラメトリック検定，正規分布に従わない場合はノンパラメトリック検定の手法を選択する

### この講でできるようになること

**Step1** 差の検定の種類を理解する

1標本の差の検定，2標本の差の検定，パラメトリック法とノンパラメトリック法がある.

**Step2** 適切な検定手法を選択する

検定の選択手順を理解し，データに応じた手法を選択する.

**Goal** 検定結果の見かたを身につける

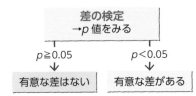

**質問1**

# 差の検定とは何ですか？

2つのグループ間に違い（差）があるかどうかを調べる手法です

差の検定とは，男性と女性のグループ（群）間の握力に違い（差）があるかどうかを知りたいときや，治療前と治療後で治療に効果がみられたかどうかを比較したいときに用いる手法です．比較する群は2つに限り，3つ以上の群の比較をする際は後述する分散分析を用います（**参照** 実践編3講）．

差の検定に用いるデータの尺度や，差の検定の手法は次のとおりです．

## ■データの尺度

比較をする際，それぞれの群の特性値（平均などの代表値や標準偏差などの散布度）を用います．そのため，使えるデータの尺度は順序尺度・間隔尺度・比率尺度に限られます．名義尺度のデータについては $\chi^2$ 検定を用います．

## ■対応のある（1標本の）差の検定と2標本の差の検定

また，差の検定には，「介入群と対照群」や「男性と女性」などといった別々の標本が対象となる2標本の差の検定と，「術前と術後」，「運動前と運動後」といった同じ標本が対象である対応のある（1標本の）差の検定があります．

2標本の場合は対象が異なるため，「独立した2群のデータ」といいます．1標本でくり返し測定が行われている場合は「対応のあるデータ」といいます．2標本のデータと対応のある（1標本の）データの散布図のイメージを図1に示します．

## ■パラメトリック法とノンパラメトリック法

さらに，差の検定の手法には，平均の差をみるパラメトリック法と分布

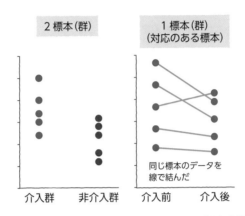

図1　2標本(群)のデータと対応のある〔1標本(群)の〕データの散布図によるイメージ

表1　差の検定の一覧

| | パラメトリック法 | ノンパラメトリック法 |
|---|---|---|
| 対応のある差（2変数） | 対応のある t 検定 | Wilcoxon の符号付順位検定 |
| 2標本の差 | 2標本 t 検定 | Mann-Whitney の検定 |
| | Welch の修正による2標本 t 検定 | |
| 対応のある差（3変数以上） | 反復測定による分散分析 | Friedman 検定 |
| | 多重比較法 | 多重比較法 |
| 3標本以上の差 | 一元配置分散分析 | Kruskal-Wallis 検定 |
| | 多重比較法 | 多重比較法 |

の差をみるノンパラメトリック法があります。正規分布に従うデータの場合はパラメトリック法，従わないときはノンパラメトリック法を使用します．それぞれの適用について**表1**に記します．

# エラーバーグラフと箱ひげ図の違いを教えてください

> エラーバーグラフは正規分布に従うデータの分布の中心やバラツキを表し，箱ひげ図はデータの分布を表しています

　2つ以上のデータの分布を比較するために有用なグラフに，**エラーバーグラフ**と**箱ひげ図**があります（図2）．いずれも統計ソフトで容易に作成できます．また，群ごとに比較しやすく，データの代表値や散布度を視覚的に確認するのにも便利です．

## ■エラーバーグラフ

　エラーバーグラフは平均を点（○や□など）で表し，標準偏差（SD）を上下の線（エラーバー）で表します．線の長さは標準偏差の大きさを示します．またデータの種類や目的により，エラーバーグラフは「±2×SD」や「標準誤差（±1×SEM）」，「信頼区間」として表すこともあります．

　いずれにしても正規分布に従うデータの分布の中心やバラツキを表すも

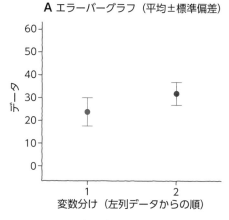

**A** エラーバーグラフ（平均±標準偏差）

変数分け（左列データからの順）

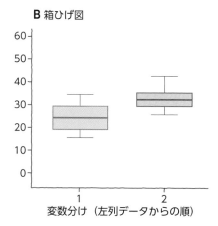

**B** 箱ひげ図

変数分け（左列データからの順）

**図2　エラーバーグラフと箱ひげ図**

ので，各群の特徴や傾向を視覚的に比較し理解することができます．

## ■箱ひげ図

箱ひげ図（図3）は箱と箱から伸びる上下の線（ひげ）を用いてデータの分布を表したものです．箱のなかの太線は中央値（50％タイル値）で，箱の上辺は75％タイル値（第3四分位数），下辺は25％タイル値（第1四分位数）で，箱の上辺と下辺の幅が四分位範囲（IQR）です．ひげの上端は最大値，下端は最小値で，IQR×1.5以上の値は外れ値として扱われます．また，統計ソフトのSPSSではIQR×3.0以上は極値として表現されます．

外れ値や極値が生じた場合，入力ミスや測定ミスがないか確認したり，データの状態などを確認して解析に含めるか除外するかを検討すべきです[※1]．

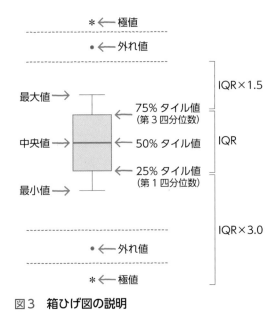

図3　箱ひげ図の説明

---

※1：外れ値は，明らかなデータ入力の間違いでないかぎりは，なぜ外れたかの考察をしっかり行いましょう．

**質問3**

# 差の検定はどのように行ったらよいですか？

仮説の検定→統計手法の選択→統計処理と$p$値の算定，という流れで進めます

差の検定を行う手順は次のとおりです．

## ■ 仮説の検定

差の検定では，次のような帰無仮説と対立仮説を立て，差がない（等しい）という帰無仮説を真として，この仮説が生じる確率（有意確率，$p$値）を求めます．一般的には5％未満であれば帰無仮説を棄却して，母平均は等しくない，すなわち差があると判断します．

- 帰無仮説$H_0$：$\mu_1 = \mu_2$（2つの母平均は等しい，すなわち差がない），または分布中心が等しい
- 対立仮説$H_1$：$\mu_1 \neq \mu_2$（2つの母平均は等しくない，すなわち差がある），または分布中心は等しくない

## ■ 統計手法の選択

差の検定の統計手法の選択手順について**図4**に示します．

① **尺度の確認**：2つのデータの尺度が順序尺度・間隔尺度・比率尺度であることを確認します．名義尺度の場合は$\chi^2$検定を行います．

② **分布の確認**：1標本，2標本いずれの場合も分布を確認し，2つのデータが正規分布に従えばパラメトリック法，いずれか1つ，または2つとも従わない場合にはノンパラメトリック法を選択します〔データが正規分布に従わない場合は，Shapiro-Wilk（シャピロ・ウィルク）検定の結果が$p < 0.05$となります〕．

③ **分散の確認**：2標本の検定では，2つのデータの分散が等しいか（等分散であるか）確認します．**図5C**のように正規分布に従うデータでなけ

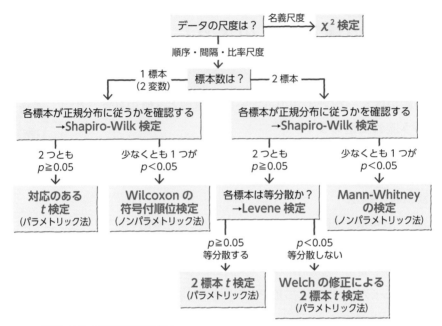

**図4　統計手法の選択手順の流れ**

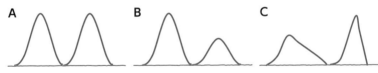

**図5　等分散の考え方**
A：2つのデータは正規分布に従うデータで等分散なので，2標本t検定を用いる．
B：2つのデータは正規分布に従うデータだが等分散でないので，Welchの検定を用いる．
C：2つのデータは正規分布に従うデータでないので，Mann-Whitneyの検定を用いる．

ればMann–Whitney（マン・ホイットニー）の検定を選択しますが，データの分布により等分散であれば2標本t検定，等分散でなければWelch（ウェルチ）の検定を選択します．統計ソフトではLevene（レーベン）の検定やF検定がよく用いられています．2標本間で等分散しなければ検定結果はp＜0.05となります．

### 3 統計処理と$p$値の算定

前述の流れで選択した統計処理を行い，出力結果の$p$値を確認します．$p < 0.05$であれば帰無仮説を棄却し，「有意な差がある」と判定します．$p \geqq 0.05$であれば帰無仮説は棄却できないので，「有意な差があるとはいえない」と判定します．

統計ソフトの出力には$t$値や自由度といった情報もありますが，解釈上は$p$値の判断のみで問題ありません．

### 4 必要に応じて確認したほうがよい内容

● 信頼区間の推定

パラメトリック法を使用している場合，信頼区間の推定を行い，差の程度を確認することがあります．その際に注意すべきは，上限値と下限値の間に0が含まれているかどうかです．差の検定における信頼区間では，上限値と下限値の範囲内に0が含まれている場合，母平均の差が0である可能性を含んでいるため，$p$値で差があると判断されても信頼区間の結果から有意な差があるとはいえなくなります．

● 効果量

信頼区間同様，差の程度を示す指標です．信頼区間と異なるのは，データの単位や標本数の大きさに影響されない，標準化された差の程度を表すという点です．差の検定における効果量は，2標本の差の検定，対応のある$t$検定で同一で，指標は$r$と$d$の2種類ありますが通常は$r$を利用します．特に知識がない場合は基準を"中"とすれば問題ありません（表2）

表2　差の検定の効果量

| 指標 | 効果量の基準 | | |
|---|---|---|---|
| | 小 | 中 | 大 |
| $r$ | 0.1 | 0.3 | 0.5 |
| $d$ | 0.2 | 0.5 | 0.8 |

（ 参照 実践編9講 質問6, 7, 9, 10）.

効果量を計算するソフトは多くありませんが，ウェブサイト[1]で配布されているファイルが便利です（ 参照 実践編9講 質問8）.

## 質問4
# 差の検定における注意点を教えてください

有意差がみられたとき，臨床的に意味のある差か，また判定に誤りがないかに注意しましょう

### ■有意差は差の大きさではない

検定結果で有意差がみられたとき，差の検定では差があるかどうかを示しているのにすぎず，差の程度は判断できないことに注意してください．$p$値は帰無仮説の生じる確率を示しているのにすぎないため，実際の差はわずかでも「差がある」と判断されることがありますので，臨床的に意味のある差であるかを検討する必要があります．

逆に有意な差があるとはいえないときには，サンプルサイズ（標本の大きさ，$n$）が小さいため（後述の第2種の過誤が生じている），有意差がみられないこともあります．逆にサンプルサイズが十分なときは，有意な差があることを強く示すことができます．

### ■統計における2つの誤り

統計的には有意差があると判定されたとしても，検定結果は帰無仮説と対立仮説のどちらが有意に起こりやすいかを確率的に推測しているにすぎないため，判定誤りを起こしている可能性があります．この誤りには2種類あり，**第1種の過誤**，**第2種の過誤**とよばれます（表3）．これは差の検定に限らず，あらゆる検定で存在するものです．

表3　仮説の判定と誤り

| 真実 | | 検定結果 | |
| --- | --- | --- | --- |
| | | 差がないと判定<br>(帰無仮説の棄却を保留) | 差があると判定<br>(帰無仮説を棄却) |
| | 本当は差がない | 正しい判定<br>$(1-\alpha)$ | 第1種の過誤<br>$(\alpha)$ |
| | 本当は差がある | 第2種の過誤<br>$(\beta)$ | 正しい判定<br>$(1-\beta)$<br>「検出力」 |

● 第1種の過誤

　　第1種の過誤は**第1種の誤り**や**αエラー**などともよばれますが，真の値は差がないのに差があると判定することをいいます．これは有意水準に該当しますので，有意水準の値そのままとなります（5％や1％）．

● 第2種の過誤

　　第2種の過誤は**第2種の誤り**や**βエラー**とよばれ，真の値は差があるのに差がないと判定することをいいます．差があるときに差があると判定する確率は$1-\beta$となりますが，これを**検出力**とよびます．検出力は標本と効果量が大きいほど大きくなる性質があります．通常，$\beta$は20〜25％が望ましいとされています．

質問5
## 結果の読み方と解釈のしかたを教えてください

具体例をあげて説明しましょう

　　2標本$t$検定を例に，改変Rコマンダー[2]の使用結果を示します．

　　**例** 20例（男性10例，女性10例）の握力を測定した，男女間で握力に差

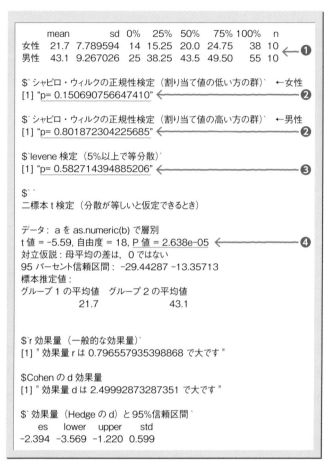

```
        mean      sd   0%   25%   50%   75% 100%   n
女性  21.7  7.789594   14  15.25  20.0  24.75   38  10   ←①
男性  43.1  9.267026   25  38.25  43.5  49.50   55  10

$`シャピロ・ウィルクの正規性検定（割り当て値の低い方の群）`  ←女性
[1] "p= 0.150690756647410"  ←②

$`シャピロ・ウィルクの正規性検定（割り当て値の高い方の群）`  ←男性
[1] "p= 0.801872304225685"  ←②

$`levene 検定（5%以上で等分散）`
[1] "p= 0.582714394885206"  ←③

$``
二標本 t 検定（分散が等しいと仮定できるとき）

データ： a を as.numeric(b) で層別
t 値 = -5.59, 自由度 = 18, P 値 = 2.638e-05  ←④
対立仮説：母平均の差は，0 ではない
95 パーセント信頼区間： -29.44287 -13.35713
標本推定値：
グループ 1 の平均値    グループ 2 の平均値
         21.7                 43.1


$`r 効果量（一般的な効果量）`
[1] " 効果量 r は 0.796557935398868 で大です "

$Cohen の d 効果量
[1] " 効果量 d は 2.49992873287351 で大です "

$` 効果量（Hedge の d）と95%信頼区間 `
    es   lower  upper   std
-2.394  -3.569  -1.220  0.599
```

**図6　改変Rコマンダーによる差の検定（2標本 t 検定）の結果**

があるといえるか.

改変Rコマンダーの出力結果は図6，図7のとおりになりました.

❶**標本数と尺度の確認**：男性・女性の2標本で，握力は比率尺度です.

❷**分布の確認**：Shapiro–Wilk検定の結果，2つの標本ともに $p > 0.05$ のため，分散の確認に進みます.

❸**分散の確認**：Levene検定の結果，$p \fallingdotseq 0.583$ であったため，2つの標本は等分散であるといえます.

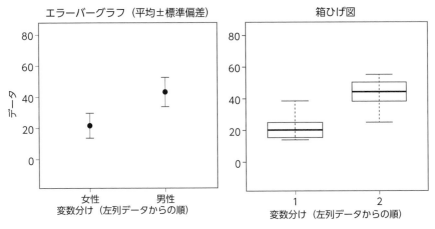

**図7 性別ごと握力のエラーバーグラフと箱ひげ図**

❹**$p$値の確認**：$p=2.638\mathrm{e}-05$，すなわち$p=2.638\times10^{-5}=0.00002638$であり，$p<0.01$であるため，男女間で握力に差があると判断します．

**おわりに**

# 論文での書き方例です

提示すべき情報としては，①各標本の平均や中央値，②各標本の標準偏差や四分位範囲，③各サンプルサイズ，④$p$値，⑤信頼区間や効果量があげられます．出力結果を表として掲載することもありますが，本文中に記載するか，表として記載するか，どちらか一方にしてください．

前述の例題を用いて，書き方の例をお示しします．

**書き方例**

男女20名を対象として握力を測定したところ，男性（$n=10$）の握力は43.1±9.267026，女性（$n=10$）の握力は21.7±7.789594であった．Shapiro-Wilk検定により，男女とも正規分布に従わないとはいえないことが確認できたので，2標本$t$検定を適用した結果，$p<0.01$であったので，有意水準1%で有意な差が認められた（表）．

表　男女間における握力の比較

| $t$値 | 自由度 | 有意確率 $p$（両側） | 平均の差 | 95%信頼区間 | |
|---|---|---|---|---|---|
| | | | | 下限 | 上限 |
| −5.59 | 18 | 0.00002638 | 21.4 | −3.569 | −1.220 |

## 練習問題

解答は243ページ

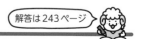

10人の患者に対して下腿三頭筋のストレッチ前後の長座体前屈を測定しました．ストレッチ前後で長座体前屈の値に変化があるか知りたいとします．

① 帰無仮説と対立仮説を立ててください．

② ストレッチ前後の長座体前屈のデータについて，Shapiro-Wilk検定を行った結果，前後とも $p$ は0.05以上でした．適切な統計手法は何でしょうか？

③ 検定結果は $p$ ＝0.03でした．ストレッチ前後に差があるといえますか？

### 文献

1）「効果量（effect size）」（Atsushi Mizumoto）（http://www.mizumot.com/stats/effectsize.xls）
2）「改変Rコマンダー」（対馬栄輝研究室）（https://personal.hs.hirosaki-u.ac.jp/pteiki/research/stat/R/）

# 実践編

## 3講 3つ以上のグループ間に差があるか知りたい
### 一元配置分散分析と多重比較法

## 👉Point

- 一元配置分散分析とは，3つ以上のグループ間で，全体として平均に差があるかを調べる手法である

- 多重比較法とは，3つ以上のグループ間で，個々のグループ間に平均差があるかを調べる手法である

## この講でできるようになること

### Step1 一元配置分散分析を理解する

一元配置分散分析は3つ以上のグループがあるときに，グループ全体として差があるかを知りたいときに使う.

### Step2 多重比較法を理解する

多重比較法は3つ以上のグループがあるときに，個々のグループの組み合わせに差があるかを知りたいときに使う.

### Goal 一元配置分散分析と多重比較法の見かたを身につける

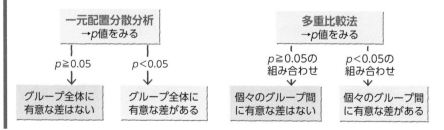

# 3つ以上のグループ間に差があるかを知るためにはどうしたらよいですか？

## 一元配置分散分析および多重比較法という手法を使います

　図1は，50歳代，60歳代，70歳代の3つの年代別に分かれたグループ（群）について，片足立ち保持時間の**平均±標準偏差**を示した**エラーバーグラフ**の例です．グラフを見ると，50歳代→60歳代→70歳代と年齢が高くなるにつれ平均片足立ち保持時間が短くなる傾向がありそうです．この3つの年代のグループに対して，統計的に差があるかを検定するためには，**一元配置分散分析**および**多重比較法**という手法を使います．

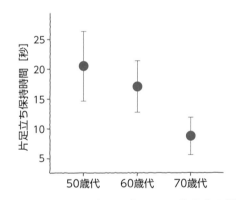

図1　3つの年代別グループにおける片足立ち保持時間のエラーバーグラフ（平均±標準偏差）

# 一元配置分散分析とはどんな手法ですか？

## 3つ以上のグループ間で，データの平均に差があるかを統計的に検定する手法です

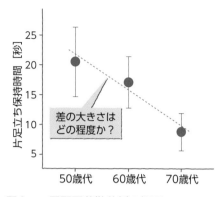

図2　一元配置分散分析の概要

　一元配置分散分析とは，3つ以上のグループ間で，全体としてデータの平均に差があるかを統計的に検定する手法です．図2のように，3つのグループの平均付近を通る直線（回帰直線）を引くと，直線の傾きは個々のグループ間の差ではなく，グループ間全体としての平均の差を表します．

## ■平均の差の大きさ

　図3にあげた3種類のグラフについて，縦軸のスケールはすべて同じであるとします．もし図3Aのように平均の値が一様に横並びで，直線の傾きがゼロであればグループ間の平均には差がない状態です．他の2つのグラフは平均に差がありますが，図3Bよりも直線の傾きが大きい図3Cの

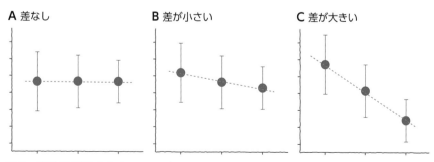

図3　平均の差の大きさ

ほうがグループ間全体としての平均の差が大きいと判断できます.

## ■標準偏差にも要注意

　では，図4の2種類のグラフについてはどうでしょうか？ これらも縦軸のスケールが同一であるとして，直線の傾きも同一なので3グループ間の平均差の度合い自体は全く同じなのですが，**標準偏差**，すなわちおのおののグループ内でデータのバラツキが異なっています．標準偏差の小さい図4Aと比べて標準偏差の大きい図4Bは「相対的に平均差の度合いは小さい」と考えます．なぜなら，標準偏差が大きいデータは大小さまざまバラつくために，もし新たな対象のデータを加えたとすると，その値は大きいか小さいか予想がつきません．そうなると平均の信びょう性が低くなるからです．

　したがって，「グループの違いによってデータの平均に差があるか」を統計的に調べるためには，グループ間の平均差だけではなく，標準偏差も考慮しなければなりません．分散分析では，平均差とグループ内でのバラツキ（標準偏差）の比を使って計算し，有意な差がある，またはないと判定します（図5）.

　「グループ内でのバラツキ」とは，実際は標準偏差ではなく標準偏差を

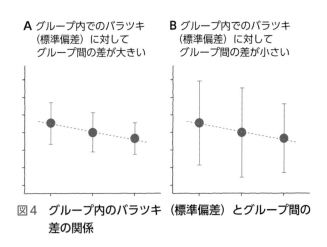

**A** グループ内でのバラツキ
（標準偏差）に対して
グループ間の差が大きい

**B** グループ内でのバラツキ
（標準偏差）に対して
グループ間の差が小さい

図4　グループ内のバラツキ（標準偏差）とグループ間の
　　　差の関係

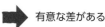

| グループ間の平均の差 | ＞ | グループ内でのバラツキ | ➡ | 有意な差がある |

| グループ間の平均の差 | ≦ | グループ内でのバラツキ | ➡ | 有意な差がない |

**図5　一元配置分散分析における有意差の判定のしくみ**

二乗した**分散**をもとに計算するので，**分散分析**とよびます．分散分析には，一元配置分散分析のほか，次講（ 参照 実践編4講）で説明する**反復測定による分散分析**など，いくつかの手法が存在します．

 質問3
# 分散分析ならではの用語があれば教えてください

要因（または因子），水準（または処理），主効果という特有な用語があります

分散分析では，**要因**（または**因子**）と**水準**（または**処理**），**主効果**という特有な用語を使います．

● **要因（または因子）**

要因（または因子）とは，データの差に影響を及ぼす原因と考える変数のことで，後述する水準全体の意味になります．

● **水準（または処理）**

水準（または処理）は，要因を区分する具体的なカテゴリーです．**図2**の例では，{50歳代，60歳代，70歳代} の3つの水準があります．すなわち一元配置分散分析では，個々のグループが水準と等しくなります．またこれらの水準（グループ）全体の意味は「年代」であり，それらをまと

めて「年代の要因」とよびます.

● 主効果

　主効果とは，要因の平均差のことです．要因に $p < 0.05$ で有意な差を認めたら「要因による主効果は有意であった」，「要因の有意な主効果を認めた」などと表現します.

# 多重比較法とはどんな手法ですか？

3つ以上の水準に対して，どのグループ間の平均に差があるかを検定したいときに用いる手法です

　一元配置分散分析は要因に差があるかを検定するので，個々の水準間に差があるかを知ることは目的としていません．図2と図3をもう一度見てみましょう．図2や図3Bまたは図3Cのように直線が傾いているか，図3Aのように傾きがゼロかを検定するのが一元配置分散分析です．もし，3つ以上の水準に対してどのグループとどのグループの平均に差があるかを検定したいときには，多重比較法を適用させます.

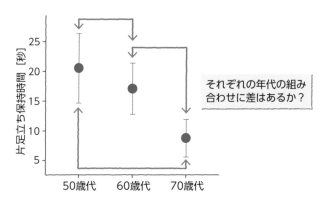

**図6　多重比較法の概要**

図6のように多重比較法を適用すると，例えば「片足立ち保持時間はすべての年代間で有意差を認めた」とか「50歳代と70歳代の差のみが有意であった」といったことがわかります．

## 質問5
# 差の検定と一元配置分散分析・多重比較法は何が違うのですか？

> 一元配置分散分析・多重比較法は，水準が3つ以上の場合に正しい検定結果となるよう調整されています

### ■統計的検定と有意水準のはなし

そもそも，グループの間に差があるかどうかを知るのであれば，前講（参照 実践編2講）で学んだ「2標本t検定などを使えばよいのではないか？」という疑問が出てくるかもしれません．

ここからはやや面倒な話になりますので，きちんと理解できなくても特に支障はありません．統計的検定では，どの手法でも共通していえることですが，真実を100％正しく判定するとは限りません．**有意水準**として，通常は5％もしくは1％に設定しますが，これは「本当は差がないのに，誤って差があると判定する（第1種の過誤やαエラーなどとよばれます）」可能性を5％ないし1％含んでいる，という意味を表しているのです．つまり検定を正しく判定する確率は95％ないし99％になります（参照 基礎編2講 質問4，基礎編4講 質問3）．

さて，確率のはなしについて，コイン投げをイメージして考えてみます（図7）．コインを1回投げたときに，表が出る確率も裏が出る確率も$\frac{1}{2}$で50％です．続いて2回投げたとき，2回とも表が出る確率は$\frac{1}{2} \times \frac{1}{2} = \frac{1}{4}$で25％です．反対に，少なくとも1回以上は裏が出る確率は，というと

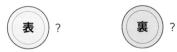

| 1回投げる |
| :--- |
| ●表が出る確率も裏が出る確率も1/2で50% |
| 2回投げる |
| ●2回とも表が出る確率は1/2×1/2＝1/4で25% |
| ●少なくとも1回以上裏が出る確率は1－1/4＝3/4で75% |
| 3回投げる |
| ●3回とも表が出る確率は1/2×1/2×1/2＝1/8で12.5% |
| ●少なくとも1回以上裏が出る確率は1－1/8＝7/8で87.5% |

**図7　コイン投げと確率**

$1-\dfrac{1}{4}=\dfrac{3}{4}$で75％になります．同様に3回投げたときには，3回すべてで表が出る確率は$\dfrac{1}{2}\times\dfrac{1}{2}\times\dfrac{1}{2}=\dfrac{1}{8}$で12.5％，少なくとも1回以上は裏が出る確率が$1-\dfrac{1}{8}=\dfrac{7}{8}$で87.5％となります．回数を多く投げるほど，すべて表が出る確率は小さくなっていき，逆に少なくとも1回以上は裏が出る確率は大きくなっていくことがわかります．

　同じ考え方で統計的検定の確率に置き換えます．まず，1つの母集団からランダムに，3つのグループ（3群）に分けて対象を取り出すことをイメージしてみてください（図8）．20歳健常人男性の母集団$n\fallingdotseq\infty$から，10人ずつ3つの群に分けて対象を取り出し，握力を測ったとします．3群とも母集団は同じなので，理想は3群の平均握力が同じ値になり，差がないはずです．といってもデータはバラつくはずなので，全く同じ値になるとは限りません．図8の例では，健常群Cの平均握力がちょっと低い気もします．データはバラつきますので，たまにはこんなときもあるでしょう．もう一度説明しますが，この3群は，もともと同じ母集団なので，原則として平均に差がないどうしの群です．

　有意水準5％で健常群AとBの差の検定を1回行うとき，「平均には差

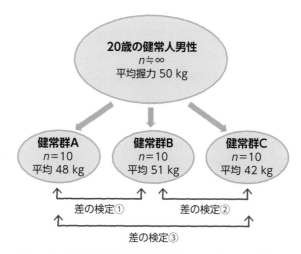

図8　1つの母集団から3群取り出して検定する例

がない」と正しく判定する確率は95％，誤って判定する確率は5％です（図9）．もし，健常群AとB，AとCの差の検定を2回くり返すと，2回とも「平均には差がない」と正しく判定する確率は90.25％に低下し，少なくとも1回以上誤って判定する確率が9.75％と高くなってしまいます．3回ともなると，正しく判定する確率は約85.74％にまで低下し，少なくとも1回以上誤って判定する確率は約14.26％に引き上げられます．検定を何度もくり返すと，判定された結果の正しさを保証しにくくなってしまうという特性があるのです．面倒に考えなくても，同一集団からくり返して対象を取り出すと「健常群Cの平均握力42kgは低すぎないか？」といった，まれなケースの起こる確率が高まることはわかるでしょう．実際，「健常群Cの平均握力は有意に低い」という間違った判定が起こるかもしれません．

## ■一元配置分散分析の有意水準は？

　図1のデータのように，3つの年代に対して2標本 $t$ 検定を適用するならば，①50歳代と60歳代，②50歳代と70歳代，③60歳代と70歳

平均に差がない（同一母集団の）健常群A，B，Cに対して平均差の検定を
すると…

AとBで検定する

- 正しく判定する確率は95％
- 誤って判定する確率は5％（有意水準5％）

AとB，AとCで2回検定する

- 2回とも正しく判定する確率は0.95×0.95＝0.9025で90.25％
- 少なくとも1回以上誤って判定する確率は1−0.9025＝0.0975で9.75％

AとB，AとC，BとCで3回検定する

- 3回とも正しく判定する確率は0.95×0.95×0.95＝0.857375で
  約85.74％
- 少なくとも1回以上誤って判定する確率は1−0.857375＝0.142625で
  約14.26％

図9　統計的検定と判定の確率（有意水準5％のとき）

代，の3回の検定をくり返すことになります．前述のとおり，有意水準
5％で検定したつもりが，3回くり返すことで判定を誤る確率が約
14.26％と5％より高くなります．

　一元配置分散分析のしくみを思い出してみましょう（図2）．要因全体
として，平均に差があるかを検定するしくみでした．水準の数は3つに限
らず，4つでも，仮に100あったとしても各水準の平均付近を通る直線の
傾きをみるという1回の検定だけを行うので，有意水準5％の検定で判定
を誤る確率は5％のまま保たれます．そのため，水準が3つ以上となる場
合は，2標本 t 検定をくり返すのではなく，一元配置分散分析を適用した
ほうが適切なのです．

## ■多重比較法の有意水準は？

　多重比較法についてはどうでしょうか（図6）．個々の水準どうしで差
があるかを知るためには，結局のところすべての組み合わせで検定を行う

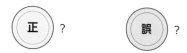

**1回検定する**

● 正しく判定する確率を98.4％と高く設定する
● 誤って判定する確率は1−0.984＝0.016で1.6％（有意水準1.6％）

**2回検定する**

● 2回とも正しく判定する確率は0.984×0.984＝0.968256で約96.83％
● 少なくとも1回以上誤って判定する確率は1−0.968256＝0.031744
で約3.17％

**3回検定する**

● 3回とも正しく判定する確率は0.984×0.984×0.984＝0.95276…
で約95.28％
● 少なくとも1回以上誤って判定する確率は1−0.95276…＝0.04723…
で約4.72％

**図10　検定のくり返しと判定の確率の一例（多重比較法の基本的な考え方）**

ので，2標本 $t$ 検定をくり返すことと同じになってしまいます．

　しかし，検定1回ごとの有意水準を5％よりも小さく設定すれば解決できます．例えば図10のように検定1回の有意水準を5％よりも小さい，1.6％に設定すると，検定を3回くり返したとしても，3回とも「平均には差がない」と正しく判定する確率は約95.28％，少なくとも1回以上「平均には差がある」と誤って判定する確率は約4.72％となります．有意水準を1.6％に設定するというのは，検定の結果，出力される有意確率 $p$ 値が5％ではなく1.6％未満となったときに有意な差があると判定するという意味で，有意差の判定基準がより厳しくなります．

　多重比較法では，このような考え方を基本として1回の検定ごとの有意水準を5％よりも小さく設定することで，検定をくり返しても誤って判定する確率が高くならないよう調整しています．具体的な調整のしかたはさまざまな方法が提唱されているため，多重比較法には数多くの手法が存在します．

これまで述べた理由はさておき，3つ以上のグループに対して統計的に差があるかを検定するためには，2標本 $t$ 検定ではなく一元配置分散分析および多重比較法を適用するというルールを覚えておけば十分です.

**質問6**
# 一元配置分散分析と多重比較法を行う前に確認することはありますか？

> データが正規分布に従うか，等分散しているかを確認しましょう

一元配置分散分析，多重比較法ともに，適用に際しては事前にデータが正規分布に従うか，等分散しているかなどの性質を確認します．等分散性とは，水準ごとのデータのバラツキが同程度である性質のことを指します．データの正規性はShapiro-Wilk（シャピロ・ウィルク）検定，等分散性はLevene（レーベン）検定によって確認できます.

## ■一元配置分散分析に関連する手法を使い分ける

一元配置分散分析に関連する手法は表1のとおりで，データの性質によって使い分けます．正規分布に従うデータにはさらに等分散性も確認し，等分散しているときは一元配置分散分析を適用しますが，等分散していないときはそれを補正する手法であるWelch（ウェルチ）の分散分析を適用します．正規分布に従わないデータに対しては代用的にKruskal-Wallis（クラスカル・ワリス）検定を適用させます.

**表1　一元配置分散分析に関連した手法**

| | 正規分布に従う | 正規分布に従わない |
|---|---|---|
| **等分散する** | 一元配置分散分析 | Kruskal-Wallis 検定 |
| **等分散しない** | Welchの分散分析 | |

表2　多重比較法の代表的な手法

| | 正規分布に従う | 正規分布に従わない |
|---|---|---|
| 等分散する | Tukey法 | Steel-Dwass法 |
| 等分散しない | Games-Howell法 | |

## ■多重比較法を使い分ける

　多重比較法には前述したように多くの手法が存在しますが，代表的な手法は表2のとおり使い分けます．正規分布に従うデータに対しては，等分散するときはTukey（テューキー）法，等分散しないときはGames-Howell（ゲームス・ハウエル）法が適した手法となります．正規分布に従わないときはSteel-Dwass（スティール・ドゥワス）法が適しています．

質問7

# 一元配置分散分析と多重比較法を行う手順を教えてください

大まかには，データの性質を確認→一元配置分散分析→有意な差があれば多重比較法，という流れです

　解析を行う一連の手順は，少々複雑ですが図11のとおりです．データの性質（正規性，等分散性）を確認してから一元配置分散分析またはWelchの分散分析，Kruskal-Wallis検定を適用し，要因全体として有意な差（主効果）があったとき，さらに個々の水準間の差を知るためには多重比較法の各手法を適用させるという手順です．データの正規性はShapiro-Wilk検定で確認し，有意確率$p$の値が5％以上となったときに正規分布に従うとみなされます．また等分散性はLevene検定によって$p$の値が5％以上となったときに等分散すると判断します．

　一元配置分散分析やWelchの分散分析，Kruskal-Wallis検定の段階

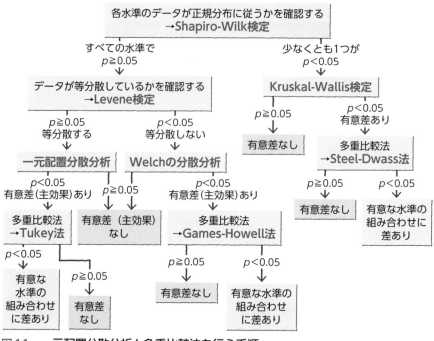

図11　一元配置分散分析と多重比較法を行う手順

で有意な差がなければ，多重比較法は行わずに解析終了となります．

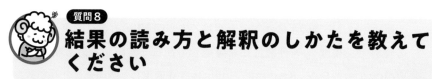

質問8
# 結果の読み方と解釈のしかたを教えてください

例をあげて具体的に解説しましょう

## ■一元配置分散分析と多重比較法の解析結果

　これまで例にあげてきた図1の年代別グループにおける片足立ち保持時間のデータについて，統計ソフトを活用して実際に解析してみます．統計

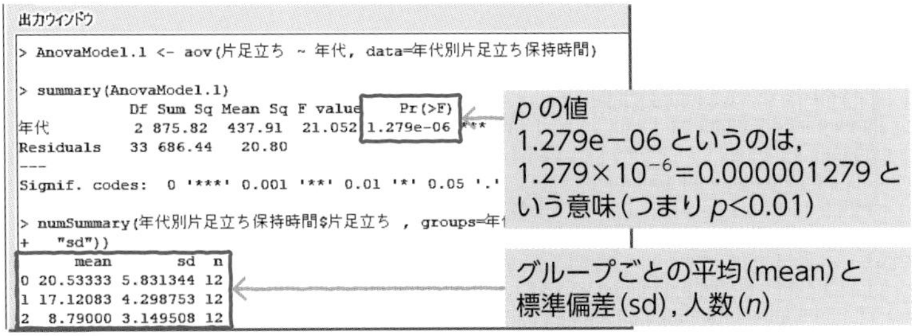

図12　統計ソフトを利用したときの一元配置分散分析の出力
改変Rコマンダーの例.

ソフトは，Rコマンダーのメニュー画面を改変し，統計手法を追加した改変Rコマンダー[1]を用いました.

● 一元配置分散分析の適用と結果

このデータでは，Shapiro-Wilk検定によってすべての水準で正規性が認められ，さらにLevene検定で等分散性も確認されたので一元配置分散分析を適用しました.

一元配置分散分析の結果は図12のように出力されます．有意水準5％として検定を行うとき，有意確率$p$の値が5％未満であれば「5％未満で要因による有意な差（主効果）がある」と判断します．有意かどうかの判定は5％を基準としますが，もし出力された$p$の値が1％未満になるようであれば「1％未満で要因による有意な差（主効果）がある」と解釈します.

出力された$p$の値は1.279e−06，これは$p = 1.279 \times 10^{-6} = 0.000001279$という意味ですので，「一元配置分散分析の結果，$p < 0.01$で年代による有意な差があった」となります.

● 多重比較法の適用と結果

一元配置分散分析で年代による有意な差が認められましたので，どのグループ間に差があるのかを知るためにTukey法による多重比較法を行い

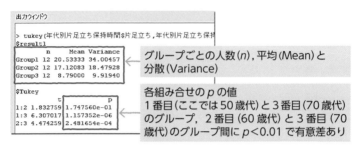

**図13　統計ソフトを利用したときの多重比較法（Tukey法）の出力**
改変Rコマンダーの例.

ます．結果は**図13**のようになりました．ここでは50歳代を1番目，60歳代を2番目，70歳代を3番目のグループとして置き換えて表記しています．

　各組み合わせの$p$値をみると，50歳代と60歳代間は$p=1.747560e-01=1.747560×10^{-1}=0.1747560$で有意ではありませんでしたが，50歳代と70歳代では$p=1.157352e-06=1.157352×10^{-6}=0.000001157352$，60歳代と70歳代は$p=2.481654e-04=2.481654×10^{-4}=0.0002481654$でどちらも$p<0.01$で有意な差があることがわかりました.

### ■データの特性値やグラフも確認する

　一元配置分散分析や多重比較法を行ったときは，$p$の値のみではなく，データの特性値（平均やバラツキなど）も確認しておくことが重要です．**図12**の下側および**図13**の上側には，グループごとの平均と標準偏差または分散，人数の情報が記載されています．

　さらに，グラフ化して確認すると，視覚的によりわかりやすく，データのイメージがつきやすくなります．**図14**は平均±標準偏差を表すエラーバーグラフ，**図15**は箱ひげ図です．箱ひげ図の「箱」の中央付近にある横線は**中央値**を表しています．おのおのの特徴を確認することでより多く

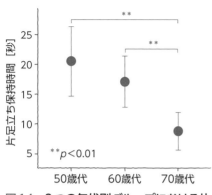

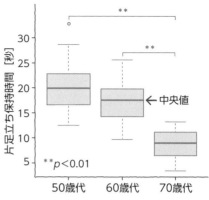

図14　3つの年代別グループにおける片足立ち保持時間の比較結果：エラーバーグラフ（平均±標準偏差）

図15　3つの年代別グループにおける片足立ち保持時間の比較結果：箱ひげ図

の情報を得られますが，論文などへ掲載する際には，正規分布に従うデータにはエラーバーグラフ，従わないデータには箱ひげ図を用いる場合が多いです．有意差は $p<0.05$ を「*」，$p<0.01$ を「**」などと表現し，この例では多重比較法で有意な組み合わせに記載しています．

### 質問9
# 一元配置分散分析と多重比較法の結果が異なるときはどうしたらよいですか？

## 分散分析の結果を優先しましょう

　一元配置分散分析やWelchの分散分析，Kruskal-Wallis検定の結果が有意だったときに，次の段階として多重比較法を行う手続きのことを **post-hoc（ポストホック）検定** とか **事後検定** などとよびます．実は，一元配置分散分析などと多重比較法の結果が矛盾する場合もあるのです．つま

り，一元配置分散分析で有意でないのに多重比較法で有意な組み合わせがある，あるいは一元配置分散分析で有意であるのに多重比較法で有意となる組み合わせが一つもない，といった具合です．

　*post-hoc* 検定の考え方に従うと，分散分析で有意でないときにはそこで解析終了となります．試しに多重比較法を行ったら有意な組み合わせがあった，という場合でも多重比較法の結果は採用しません（見なかったことにします）．逆に分散分析で有意であったのに多重比較法で有意な組み合わせがない場合には，「要因全体としての差は有意だが，水準間の関係は明確とはならなかった」と解釈するにとどまります．

## おわりに　論文での書き方例です

　論文などには，①分散分析や多重比較法はどの手法を適用したか，②検定の結果（$p < 0.05$ または $p < 0.01$ で有意か，有意差なしか）に関する情報を記載します．

▶ 書き方例 ▶

　　身体活動に特に支障がない50歳代から70歳代までの地域在住者36人（50歳代12人，60歳代12人，70歳代12人）を対象として，片足立ち保持時間を計測し，年代による差があるかを知るため統計的検定を行った．

　　各年代の片足立ち保持時間はShapiro–Wilk検定で有意とならず，正規分布に従うと判断した．またLevene検定で有意でなく等分散性も確認され，一元配置分散分析を適用した．一元配置分散分析の結果，年代による主効果が $p < 0.01$ で有意であった．さらに，どの年代間に差があるかを確認するためTukey法による多重比較法を行ったところ，50歳代と70歳代，60歳代と70歳代間に $p < 0.01$ で有意差を認めた（図）．

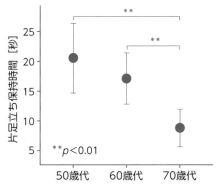

図　３つの年代別グループにおける片足立ち保持時間の
　　比較結果：エラーバーグラフ（平均±標準偏差）

　この例では，分散分析や多重比較法の適用手法を決定する経緯として正規性や等分散性の検定結果も詳細に記載していますが，スペースに限りがあるような場合は省略してもかまわないでしょう．

# 練習問題

解答は244ページ
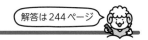

　ある疾患の患者65人を対象として，4段階の重症度（stage1〜4）による日常生活活動の差があるかを調べるため，バーセルインデックスを測定しました．

① 正規性および等分散性の検定を行うと**表A①**の結果となりました．全体として重症度による差があるかを知りたいとき，あるいは各重症度間に差があるかを知りたいときは，それぞれどの手法を適用したらよいでしょうか？
＊ヒント：**図11**の手順と照らし合わせて考えてみましょう．

②①で選んだ手法を適用した結果，重症度全体としての$p$値は0.041であったので$p<0.05$で有意な差があると判断しました．一方，多重比較法の結果は**表A②**のとおりでした．有意な組み合わせがあるか関係を整理して，**図A**のグラフに「＊」などを使って情報を付け加えてみましょう．

## 表A　おのおのの検定結果

### ①正規性および等分散性の検定結果（p値）

| Shapiro-Wilk 検定 | | | | Levene 検定 |
|---|---|---|---|---|
| stage1 | stage2 | stage3 | stage4 | |
| 0.115 | 0.059 | 0.081 | 0.711 | 0.013 |

### ②多重比較法の結果（p値）

| | |
|---|---|
| stage1 vs 2 | 0.845 |
| stage1 vs 3 | 0.660 |
| stage1 vs 4 | 0.029 |
| stage2 vs 3 | 0.985 |
| stage2 vs 4 | 0.089 |
| stage3 vs 4 | 0.147 |

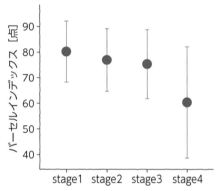

図A　疾患重症度による日常生活活動の
　　　比較結果：エラーバーグラフ（平
　　　均±標準偏差）

📖 **文献**

1 ）「改変 R コマンダー」（対馬栄輝研究室）（https://personal.hs.hirosaki-u.ac.jp/pteiki/research/stat/R/）

# 3つ以上の測定条件間に差があるか知りたい

## 反復測定による分散分析と多重比較法

## 👉Point

- 反復測定による分散分析とは，3つ以上の条件で測定された変数に対して変化（差）があるかを調べる手法である
- 3つ以上の個々の条件間で変化（差）があるかを調べるには，多重比較法を適用させる

### この講でできるようになること

**Step1 反復測定による分散分析を理解する**

反復測定による分散分析は3つ以上の測定条件があるときに，全体として条件による変化（差）があるかを知りたいときに使う．

**Step2 多重比較法を理解する**

多重比較法は3つ以上の測定条件があるときに，個々の条件の組み合わせで変化（差）があるかを知りたいときに使う．

🏁 **Goal 反復測定による分散分析と多重比較法の見かたを身につける**

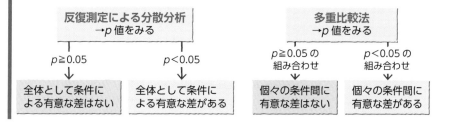

# 3つ以上の測定条件間に差があるかを知るためにはどうしたらよいですか？

反復測定による分散分析および多重比較法という手法を使います

　図1は14人の高血圧症患者を対象として，ある治療薬を服用したときの血圧（収縮期）の変化について治療前，1週後，2週後と3つの条件（3水準）で経過を追った**折れ線グラフ**の例です．途中で値が増加している人もいますが，全体的にみると，治療前→1週後→2週後と経過するに従い血圧が低下しているようにみえます．治療前，1週後，2週後という3つの条件で測定した血圧が，はたして変化している（差がある）かどうかを検定するためには，**反復測定による分散分析**および**多重比較法**という手法が適用されます．

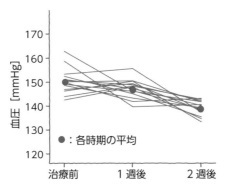

**図1　3つの条件で測定した血圧の個人別折れ線グラフ（n＝14）**
対象者（n＝14）ごとの折れ線グラフなので，線は14本ある．

## 質問2
# 反復測定による分散分析とはどんな手法ですか？

> 同一の対象者に対して，3つ以上の条件ごとのデータの平均が変化するかどうかを統計的に調べる手法です

### ■一元配置分散分析との違い

　反復測定による分散分析は，前講（**参照** 実践編3講）で学んだ**一元配置分散分析**と同じく**分散分析**の手法のうちの1つです．それでは，一元配置分散分析と反復測定による分散分析との違いは何でしょうか？

　一元配置分散分析は，3つ以上のグループがあるときにグループ間の平均に差があるかを統計的に調べる手法でした（図2A）．かたや反復測定に

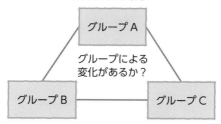

**A** 一元配置分散分析の適用例

グループ A

グループによる
変化があるか？

グループ B ── グループ C

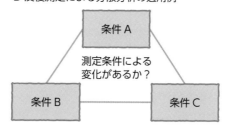

**B** 反復測定による分散分析の適用例

条件 A

測定条件による
変化があるか？

条件 B ── 条件 C

図2　一元配置分散分析と反復測定による
　　　分散分析の適用例

よる分散分析とは，グループ分けはせずに同一の対象者に対して，3つ以上の条件ごとのデータの平均が変化するか（差があるか）どうかを統計的に調べる手法です（図2B）．**反復測定**とは，いくつかの条件を変えて，同一の対象者を反復して測定することを意味します．

　基本的なしくみは一元配置分散分析と同様なのですが，反復測定による分散分析では各個人の変化（差）も考慮して計算を行います．個人差を考慮した測定条件内でのバラツキ（分散）に対する測定条件間の変化の割合を確かめることで，「測定条件の違いによって平均は変化しているのだろうか？」を統計的に調べます（図3）．個人差を考慮した測定条件内でのバラツキの範囲を超えて，大きく測定条件間の変化が認められたときに「有意な差がある」と判定します（図4）．

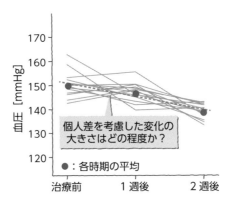

**図3　反復測定による分散分析の概要**

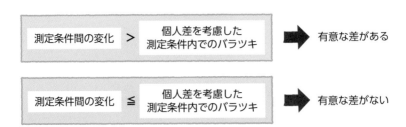

**図4　反復測定による分散分析における有意差の判定のしくみ**

■**用語を整理しよう**

前講（ 参照 実践編3講 質問3）の復習になりますが，**要因**（または**因子**），**水準**（または**処理**），**主効果**は分散分析に共通して用いられる特有な用語です．もう一度，整理しておきましょう．

●**要因（または因子）**

要因（または因子）とは，データの変化（差）に影響を及ぼす原因と考える変数のことでした．図1の場合なら，治療による「時期」の違いが要因となります．

●**水準（または処理）**

水準（または処理）は要因を区分する具体的なカテゴリーでしたので，反復測定による分散分析では，個々の測定条件が水準となります．図1の例では {治療前，1週後，2週後} の3つの条件が水準に該当します．

●**主効果**

主効果は要因の平均差のことで，要因に$p < 0.05$で有意な変化（差）を認めたときに，「要因による主効果は有意であった」，「要因の有意な主効果を認めた」などと表現したりします．

**質問3**

# 多重比較法はどんなときに使いますか？

**3つ以上の水準に対してどの組み合わせに差があるかを知りたいときに用います**

一元配置分散分析でもそうでしたが（ 参照 実践編3講），反復測定による分散分析では要因全体として変化（差）があるかを検定します．個々の水準間に差があるかを知ることは目的としていませんので，3つ以上の水準に対してどの組み合わせに差があるかを知りたいときには，多重比較法を適

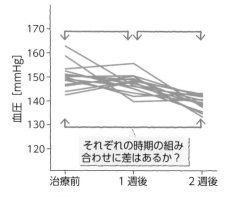

図5 多重比較法の概要

用させます.

　図5の例に対して多重比較法を適用すると,「血圧はすべての時期の間で有意な変化を認めた」とか「治療前と1週後の差のみが有意であった」といったことがわかります.

質問4
# 差の検定と，反復測定による分散分析・多重比較法は何が違うのですか？

反復測定による分散分析・多重比較法は，3つ以上の測定条件間を比較する際に正しい検定結果となるよう調整されています

### ■ t検定と分散分析・多重比較法の関係

　前講（参照 実践編3講 質問5）では，3グループ以上の平均に差があるかどうかを比較したいときには2標本 t 検定ではなく一元配置分散分析を適用させると学びました．これと全く同じ理由で，やはり3つ以上の条件間で平均が変化するか（差があるか）を比較するためには，対応のある t 検定

表1 *t*検定と分散分析および多重比較法との使い分け

| | 対応のない要因 | 反復測定（対応のある）要因 |
|---|---|---|
| 2つの群または条件の比較 | 2標本*t*検定 | 対応のある*t*検定 |
| 3つ以上の群または条件の比較 | 一元配置分散分析 | 反復測定による分散分析 |
| | 多重比較法 | 多重比較法 |

ではなく，反復測定による分散分析を適用させます．

また，多重比較法に関する考え方も同様で，3つ以上の測定条件間の比較には，1回の検定ごとの有意水準を厳しく設定することで，検定をくり返しても誤って判定する確率が高くならないよう調整して適用させます．

2水準の（対応のある）比較に用いる*t*検定と3水準以上の（3つ以上の対応のある）比較に用いる分散分析および多重比較法は，表1のように使い分けられます．同一の対象者からいくつかの条件を変えてデータを測定することを意味する「反復測定」は，「対応のある」という用語と同じ意味になります．これに対して，正式な用語とはいえないのですが，異なるグループから測定されたデータについて「対応のない」と表現することもあります．

**質問5**

# 反復測定による分散分析と多重比較法を行う前に確認することはありますか？

データが正規分布に従うか，球形性を仮定できるかを確認しましょう

反復測定による分散分析と多重比較法を適用する際は，事前にデータが正規分布に従うか，また条件間の球形性を仮定できるかといった性質を確認します．球形性とは，条件どうしの関係を表す性質です．この条件は非

表2 反復測定による分散分析に関連した手法

| | 正規分布に従う | 正規分布に従わない |
|---|---|---|
| 球形性を仮定できる | 反復測定による分散分析 | Friedman検定 |
| 球形性を仮定できない | Greenhouse-Geisserの ε 修正による分散分析 | |

常に面倒な理論なので，さしあたり球形性の意味については，きちんと理解できなくとも解析上は支障はありません．事前に球形性というものを確認しなければならない，と覚えておくだけで十分です．

データの正規性はShapiro-Wilk（シャピロ・ウィルク）検定，球形性はMauchly（モークリー）の球形検定によって確認できます．

## ■反復測定による分散分析に関連する手法を使い分ける

反復測定による分散分析に関連する手法は表2のとおり，データの性質に応じて使い分けます．正規分布に従うデータで，球形性を仮定できるときは反復測定による分散分析を適用し，球形性を仮定できないときはそれを補正する手法であるGreenhouse-Geisser（グリーンハウス・カイザー）の ε （イプシロン）修正による分散分析を適用します．正規分布に従わないデータに対しては代用的にFriedman（フリードマン）検定を適用させます．

## ■多重比較法を使い分ける

実のところ，反復測定（対応のある）データに対する多重比較法は存在しません．ではどうすればよいのかといいますと，2条件（水準）ずつの組み合わせで対応のある差の検定を複数回行って，出力された検定の有意確率pを調整する方法を使います．2水準の差の検定は，正規分布に従う場合は対応のあるt検定，正規分布に従わない場合はWilcoxon（ウィルコクソン）検定を適用させます（表3）．なお，いかなる多重比較法でも球形性の仮定は無関係ですので，確認の必要はありません．

## 表3 多重比較法として適用する手法

| 正規分布に従う | 正規分布に従わない |
| --- | --- |
| 対応のある t 検定<br>（有意水準を調整した手法による） | Wilcoxon 検定<br>（有意水準を調整した手法による） |

---

有意水準の調整方法

**調整後の確率＝検定によって出力された有意確率 p × 検定をくり返した回数**
として求める

有意性の判定

**調整後の確率＜0.05（または 0.01）**
となったときに，有意な差があると判定する

検定をくり返す回数の求め方

● すべての水準数を m，検定をくり返す回数を k としたとき
  $k=m(m-1)/2$
  として求める
● 3 水準であれば，$k=3×(3-1)/2=3$ 回となる

適用例：3 水準の比較の場合

● 水準 A・水準 B・水準 C の比較について，それぞれ 2 水準ずつ対応のある t 検定
  または Wilcoxon 検定を 3 回くり返す
● 検定で出力された確率 p 値にそれぞれ 3 をかけて調整後の確率を求める
● 調整後の確率が 0.05（または 0.01）未満となった組み合わせがあれば，水準間
  に有意な差があると判定する

## 図6 Bonfferoni 法による有意水準の調整

　　出力された有意確率 p の調整には，Bonfferoni（ボンフェローニ）法，
Holm（ホルム）法，Shaffer（シェイファー）法といった方法があります．
最も簡単な手順で計算できる Bonfferoni 法は，図6 のような手順で有意
確率を調整します．計算のしくみ自体はわりと単純ですが，p 値が高くな
りすぎる（差が出にくくなりすぎる）という問題もあり，近年ではこれを
改良した Holm 法や Shaffer 法が使われています．こうした手法は，統計
ソフトによって自動計算されますので計算方法は知らなくても大丈夫です．
Holm 法や Shaffer 法の詳細は他書[1]を参照ください．

# 反復測定による分散分析と多重比較法を行う手順を教えてください

大まかには，データの性質を確認→反復測定による分散分析→有意な差があれば多重比較法，という流れです

解析を行う一連の手順を，図7に示します．

まずはデータの性質（正規性，球形性）を確認します．データの正規性

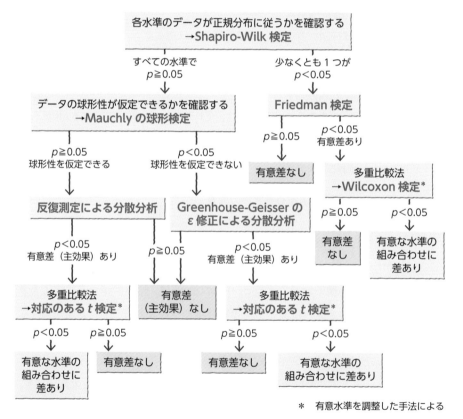

図7　反復測定による分散分析と多重比較法を行う手順

はShapiro-Wilk検定を適用して，有意確率$p$の値が5％以上となったときに正規分布に従うとみなされます．球形性はMauchlyの球形検定により，$p$の値が5％以上となったとき球形性を仮定できると判断します．

　データの性質に応じて，反復測定による分散分析またはGreenhouse-Geisserの$\varepsilon$修正による分散分析，Friedman検定のいずれかを適用し，要因全体として有意な差（主効果）があったとき，さらに個々の水準間の差を知るためには多重比較法として，有意水準を調整した対応のある$t$検定またはWilcoxon検定を適用させるという手順です．反復測定による分散分析またはGreenhouse-Geisserの$\varepsilon$修正による分散分析，Friedman検定の段階で有意な差がなければ，多重比較法は行わずに解析終了となります．

**質問7**
# 結果の読み方と解釈のしかたを教えてください

**例をあげて具体的に解説しましょう**

## ■反復測定による分散分析と多重比較法の解析結果

　これまで例にあげてきた，図1の3つの時期で測定した血圧データについて，統計ソフトを活用して実際に解析してみます．統計ソフトは，Rコマンダーのメニュー画面を改変し，統計手法を追加した改変Rコマンダー[2]を用いました．反復測定による分散分析と多重比較法の解析にはANOVAkun Ver4.3.2[3]による関数を使用しています．

### ●反復測定による分散分析の適用と結果

　このデータでは，Shapiro-Wilk検定によってすべての水準で正規性が認められ，さらにMauchlyの球形検定で球形性を仮定できると確認され

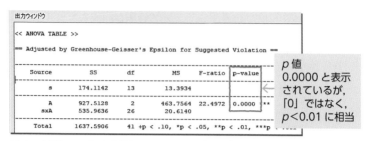

**図8 統計ソフトを利用したときの反復測定による分散分析の出力**
改変Rコマンダーの例.

たので，反復測定による分散分析を適用しました．

　反復測定による分散分析の結果は図8のように出力されます．有意水準5％として検定を行うとき，有意確率 $p$ の値が5％未満であれば「5％未満で要因による有意な差（主効果）がある」と判断します．有意かどうかの判定は5％を基準としますが，もし出力された $p$ の値が1％未満になるようであれば「1％未満で要因による有意な差（主効果）がある」と解釈します．

　出力された $p$ の値は0.0000と表示されていますが，「0」という意味ではありません．スペース内に表示しきれていないだけで，0.00001や0.000001などの数値になっています．結果は「反復測定による分散分析の結果，$p<0.01$ で時期による有意な主効果を認めた」となります．

● **多重比較法の適用と結果**

　反復測定による分散分析で時期による有意な主効果が認められましたので，どの条件間に差があるのかを知るために多重比較法を行いました．多重比較法は対応のある $t$ 検定を適用し，Shaffer法により有意水準を調整しています．

　結果は図9のようになりました．測定条件は治療前をa1，1週後をa2，2週後をa3と置き換えて表記しています．各組み合わせの調整後の $p$ 値をみると，治療前と1週後（a1-a2）は $p=0.1260$ で有意ではありません

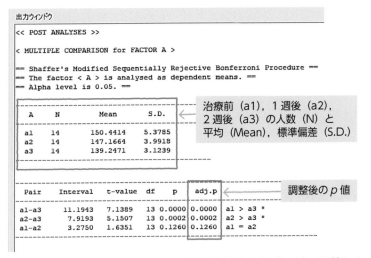

図9　統計ソフトを利用したときの多重比較法（Shaffer法の調整による対応のある $t$ 検定）の出力

改変Rコマンダーの例.

が，治療前と2週後（a1-a3）は $p=0.0000$，1週後と2週後（a2-a3）は $p=0.0002$ となっており，いずれも $p<0.01$ で有意差があることがわかりました.

## ■データの特性値やグラフも確認する

　反復測定による分散分析や多重比較法を行ったときは，$p$ 値の結果のみではなく，データの特性値（平均やバラツキなど）やグラフも確認しておきましょう．図9には条件ごとの人数と平均，標準偏差の情報が記載されています.

　グラフでは，正規分布に従う場合は平均±標準偏差のエラーバーグラフ（図10）や，正規分布に従わない場合は箱ひげ図（図11）が用いられますが，図1のような折れ線グラフで個人別の変化を観察して，全例が同じように変化しているか？特殊なパターンで変化している例は存在しないか？といった点を確認することも重要です.

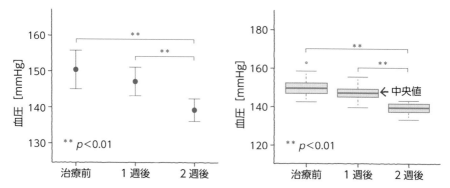

図10　3つの時期における血圧の比較結果：エラーバーグラフ（平均±標準偏差）

図11　3つの時期における血圧の比較結果：箱ひげ図

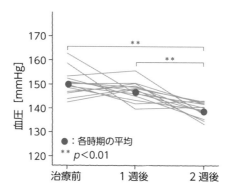

図12　3つの時期における血圧の比較結果：個人別折れ線グラフ

　人数が多いと折れ線グラフでは煩雑でわかりにくい場合もありますので，実際のデータとも照らし合わせながら，平均的な傾向と個人別の変化との両者を把握するように心がけます．

　有意差は$p<0.05$を「*」，$p<0.01$を「**」などと表現し，図10～図12では多重比較法で有意な組み合わせに記載しています．

**質問8**

# 反復測定による分散分析と多重比較法の結果が異なるときはどうしたらよいですか？

分散分析の結果を優先しましょう

　反復測定による分散分析やGreenhouse-Geisserの$\varepsilon$修正による分散分析，Friedman検定の結果が有意だったときに，***post-hoc*（ポストホック）検定（事後検定）**として行う多重比較法で結果が矛盾する場合もあります（ 参照 実践編3講 質問9）．*post-hoc*検定の考え方に従うと，分散分析で有意でないときにはそこで解析終了となり，多重比較法を行う必要はありません．逆に分散分析で有意であったのに多重比較法で有意な組み合わせがない場合には，「要因全体としての差は有意だが，水準間の関係は明確とはならなかった」と解釈するにとどまります．

おわりに

# 論文での書き方例です

　論文などには，①分散分析や多重比較法はどの手法を適用したか，②検定の結果（$p < 0.05$または$p < 0.01$で有意か，有意差なしか）に関する情報を記載します．

> **書き方例**
>
> 　高血圧症の診断を受けた患者14人を対象として，ある治療薬を服用したときの血圧（収縮期）を治療前，1週後，2週後と計測し，経時的な変化があるかを知るため統計的検定を行った．
>
> 　各時期の血圧はShapiro-Wilk検定で有意とならず，正規分布に従うと判断された．またMauchlyの球形検定でも有意でなく，球形性を仮定できると確認され，反復測定による分散分析を適用した．反復測定による

分散分析の結果，時期による主効果が$p<0.01$で有意であった．さらに，どの時期間に差があるかを確認するため多重比較法（Shaffer法の調整による対応のある$t$検定）を行ったところ，治療前と2週後，1週後と2週後に$p<0.01$で有意差を認めた（図）．

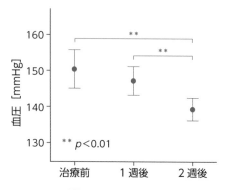

図　3つの時期における血圧の比較結果：
エラーバーグラフ（平均±標準偏差）

　この例では，分散分析や多重比較法の適用手法を決定する経緯として正規性や球形性の検定結果も詳細に記載していますが，スペースに限りがあるような場合は省略してもかまわないでしょう．

# 練習問題

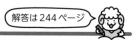

解答は244ページ

　20歳代の健常女性20人を対象として，手関節の肢位による握力の変化があるかを調べるため，3つの肢位（中間位，最大背屈位，最大掌屈位）で利き手の握力を測定しました．

① 正規性および球形性の検定を行うと表Aの結果となりました．全体として肢位による差があるか，および各肢位間に差があるかを知りたいときは，それぞれどの手法を適用したらよいでしょうか？
　*ヒント：図7の手順と照らし合わせて考えてみましょう．

②①で選んだ手法を適用した結果，肢位全体として $p<0.01$ で有意な変化（主効果）を認めました．さらに多重比較法では，すべての肢位間に有意差を認めました．図Aには，個人別の折れ線グラフに多重比較法の結果を記載してあります．グラフも観察し，結果を解釈してみましょう．

**表A 正規性および球形性の検定結果（$p$値）**

| Shapiro-Wilk 検定 | | | Mauchly の球形検定 |
|---|---|---|---|
| 中間位 | 最大背屈位 | 最大掌屈位 | |
| 0.231 | 0.783 | 0.906 | 0.303 |

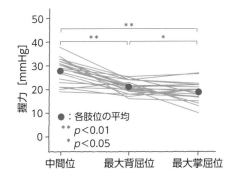

**図A 手関節肢位別の握力に対する多重比較法の結果：個人別折れ線グラフ**

**文献**

1) 「医療系データのとり方・まとめ方—SPSS で学ぶ実験計画法と分散分析」（対馬栄輝，石田水里／著），東京図書，2013

2) 「改変Rコマンダー」（対馬栄輝研究室）（https://personal.hs.hirosaki-u.ac.jp/pteiki/research/stat/R/）

3) 「ANOVA君」（井関龍太のページ）（http://riseki.php.xdomain.jp/index.php?ANOVA%E5%90%9B）

# 5講

# 変数どうしの因果関係を知りたい

## 回帰分析・重回帰分析

## 👉 Point

● 回帰分析とは，独立変数から従属変数を予測する式をつくる，または独立変数が従属変数に及ぼす影響度を知るために用いる手法である．独立変数が1つのものを回帰分析（または単回帰分析）とよび，複数あるものを重回帰分析とよぶ

● 相関係数と類似しているが，相関係数は2つの変数にどの程度直線的な関係性があるのかをみるのに対し，回帰分析は独立変数から従属変数を予測する，つまり因果関係をみるものである

● 回帰分析は $y = a + bx$ という回帰式をつくり，重回帰分析は $y = a + b_1 x_1 + b_2 x_2 + \cdots + b_i x_i$ という回帰式をつくる．$a$ を定数，$b$ を単回帰分析では回帰係数，重回帰分析では偏回帰係数とよぶ

## この講でできるようになること

### Step1 回帰分析の目的と，単回帰分析と重回帰分析について理解する

### Step2 相関係数との違いを理解する

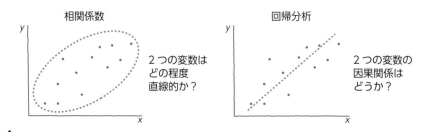

相関係数

2つの変数はどの程度直線的か？

回帰分析

2つの変数の因果関係はどうか？

### Goal 検定結果の見かたを身につける

# 回帰分析とは何ですか？ 相関と何が違うのでしょうか？

回帰分析は，変数間の関係式を推計する手法です．一方，相関は2つの変数の関係がどれだけ直線的かということだけをみるものです

## ■回帰分析と重回帰分析

回帰分析とは，独立変数と従属変数の間の関係を表す式を，統計的手法によって推計する手法です．従属変数に対して独立変数が1つの場合を**回帰分析**または**単回帰分析**とよび，独立変数が2つ以上のものを**重回帰分析**とよびます（図1）．重回帰分析とは，**多変量解析**の手法の一つです．多変量解析とは，複数の変数について，変数間の相互関連を分析する統計的手法の総称ですが，重回帰分析では従属変数に対する複数の独立変数の影響の強さも予測することができます．

## ■相関との違い

回帰分析は相関係数と非常に似ていますが，相関係数は2つの変数がどの程度直線的な関係にあるかを確認する手法であり，回帰分析は独立変数から従属変数を予測する式をつくる，または原因（独立変数）が結果（従

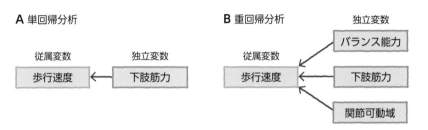

図1　単回帰分析と重回帰分析

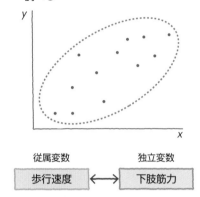

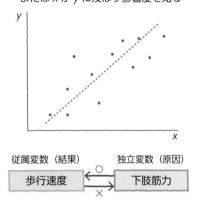

図2 相関分析と回帰分析の違い

属変数）に及ぼす影響度（因果関係）を知るという点で目的が異なります。図2Aの散布図では，相関係数はこの点の分布がどれだけ直線的であるかをみているのに対して，図2Bの回帰分析は，この散布図がどのような直線を基準にバラついているのかをみています。

　ここで注意したいのが，x軸とy軸の扱いです。相関係数は2変量の関係を検討しているため，散布図を作成する際はx軸とy軸はどちらの変数に投入しても問題ありませんが，回帰分析で散布図を提示する場合は，影響を与える変数を独立変数，影響を受ける変数を従属変数として扱わなくてはいけません。そこで，y＝a＋bxという回帰式ではx軸を独立変数，y軸を従属変数とします。

## ■データの分布

　なお，単回帰分析・重回帰分析ともパラメトリック法の手法であるため，データの尺度は間隔・比率尺度であることが望ましいのですが，ノンパラメトリック法の回帰分析をプログラムしている統計ソフトが少ないために，現状はデータの分布は問わず適用しています（表1）。

表1　相関・回帰分析の手法一覧

| | パラメトリック法 | ノンパラメトリック法 |
|---|---|---|
| 相関（2変数） | Pearsonの相関係数 | Spearmanの順位相関係数 |
| 相関（3変数以上） | 偏相関係数* | |
| 回帰分析（2変数） | 単回帰分析* | |
| 回帰分析（3変数以上） | 重回帰分析* | |

＊ ノンパラメトリック法は存在しないわけではないが，汎用の統計ソフトではプログラムされていないものが多い．

**質問2**

# 回帰式について詳しく教えてください

回帰式は最小二乗法という方法で作成されます．独立変数が従属変数に与える影響の大きさを解釈できるよう，標準（偏）回帰係数を求めることもあります

　回帰分析では，独立変数と従属変数の関係を表す**回帰式**をつくります．回帰式は，単回帰分析では$y = a + bx$，重回帰分析は$y = a + b_1 x_1 + b_2 x_2 + \cdots + b_i x_i$となります．$x$は独立変数で，$y$は従属変数です．また$a$を定数，$b$を単回帰分析では回帰係数，重回帰分析では偏回帰係数とよびます．

## ■回帰式の原理（最小2乗法）

　散布図に回帰式で表される直線（回帰直線）を描くと，すべての値がその直線上に存在することはありません．変数$y$の実測値と回帰直線上の変数$y$の予測値との差を**残差**とよびます．残差が最も小さくなるような回帰式を作成するのですが，実測値は直線からプラス方向とマイナス方向のいずれにも存在する可能性があるので，この残差を2乗した和が最小になるようにします．この方法を最小2乗法とよびます（図3）．

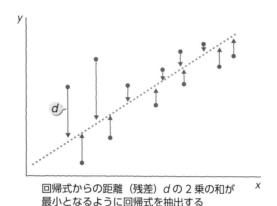

回帰式からの距離（残差）dの2乗の和が
最小となるように回帰式を抽出する

**図3　最小2乗法**

## ■回帰係数と標準（偏）回帰係数

　回帰式 $y=a+bx$ において，$b$ は回帰係数であり，非標準回帰係数ともよびます．回帰係数は，変数 $y$ と $x$ の単位によって変化し，独立変数の単位が異なれば異なる値を示すため，影響度の大きさを判断することができません．

　そこで回帰係数の影響度の大きさを比較するために，標準回帰係数を求めることもあります．重回帰分析では，標準偏回帰係数とよびます．標準（偏）回帰係数は，従属変数と独立変数をそれぞれ平均0，標準偏差1に標準化して求めており，各変数のバラツキの影響を除去することで，それぞれの独立変数が従属変数に与える影響の大きさを解釈することができます．

**表2　標準（偏）回帰係数の判断の目安**

| 標準（偏）回帰係数 | 判定の目安 |
| --- | --- |
| 0〜0.2 | 影響なし |
| 0.2〜0.4 | やや影響 |
| 0.4〜0.7 | かなり影響 |
| 0.7以上 | かなり強い影響 |

標準（偏）回帰係数は相関係数の値と同様，0から±1の範囲の値となり，絶対値が1に近いほどその独立変数は従属変数に対して強い影響を与えていることになります（表2）．なお，表の分類に明確な根拠はありませんので，目安として考えてください．

**質問3**

# 回帰分析における有意性の判定はどのように行いますか？

「回帰式は成立しない」，「回帰係数が0である」，という2つの帰無仮説に対して判定を行います

## ■回帰係数の検定

回帰分析における有意性の判定として「回帰式が成立する」または「回帰係数が0ではないこと」を示す必要があります．そのため帰無仮説は下記の2つです．

● 帰無仮説①：回帰式は成立しない（回帰係数不定）（図4A）
● 帰無仮説②：回帰係数が0である（図4B）

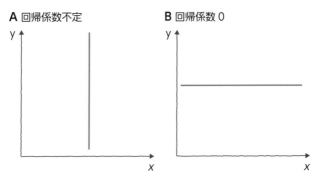

図4　回帰係数の検定の帰無仮説

帰無仮説①については，特定の値をとる変数 $x$ に対し $y$ の値は無数に存在するため，回帰式が直線的であっても $y$ の値を一意的に決定することが不可能となります．

　帰無仮説②については，$x$ の値が変化しても $y$ の値が一定となるため，$x$ と $y$ との間には関係がないといえます．

**質問 4**

# 回帰分析の手順を教えてください

大まかには，分散分析表の検定→（偏）回帰係数の検定→標準（偏）回帰係数の大きさ→決定係数の大きさ，の流れで解析を行います

　回帰分析の手順は単回帰分析・重回帰分析のいずれも同じで，後述する **1** ～ **7** の流れで解析を行います．実際に解析を行う前に散布図を描いて，独立変数と従属変数の間に直線的関係が成立することを確認します．実際は，完全な直線関係になくても適用することがあります．

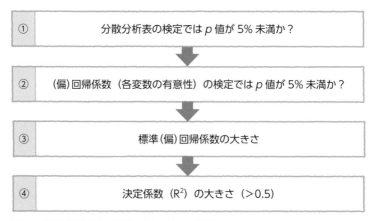

図5　重回帰分析の結果の読み方の手順

使用する統計ソフトによって出力の内容はさまざまですが，単回帰分析・重回帰分析いずれも図5の手順で結果を読むようにしてください．

## ❶分散分析表の検定

分散分析表で求められる$p$値は「母重相関係数が0である」であるという帰無仮説に対する有意確率を求めています．求められた回帰式が役立つかどうか，その有意性を確認します．この結果の$p$値が5％未満であれば，回帰式が役立つと判断します．この結果が有意でない場合は，その回帰式はほぼ間違いなく役に立たないため，この時点で解析終了となります〔単回帰分析では分散分析表の検定ではなく，いきなり次の(偏)回帰係数の検定を確認することもあります〕．

## ❷(偏)回帰係数の検定（各変数の有意性の検定）

(偏)回帰係数（回帰式の$b$）の$p$値は，おのおのの独立変数が役立つかどうか判断を行う指標になります．$p$値が5％未満であれば，各変数が役立つと判断します．定数（回帰式の$a$）の有意性は考える必要はありません．

## ❸標準(偏)回帰係数の大きさ

前述しましたが，影響の大きさをみるためには各変数を標準化した標準(偏)回帰係数の値を確認します．標準(偏)回帰係数は相関係数の値と同様，0から±1の範囲の値となり，絶対値が1に近いほどその独立変数は従属変数に対して強い影響を与えていることになります．

## ❹多重共線性の確認

重回帰分析では，複数の独立変数間に高い相関がある場合，結果が適切に得られない可能性があります．このような問題を**多重共線性**とよびます（参照 実践編7講181ページ）．これを避けるためには，各独立変数間の相関係数を確認し，0.9以上であった場合は多重共線性があると判定します．

相関係数以外の基準として分散拡大要因（VIF）があります．VIF＞10

であれば多重共線性あり，と判定します．VIF は偏回帰係数の値の不安定性や信頼度の低さの尺度であり，$\dfrac{1}{1-R^2}$（$R^2$：決定係数，相関係数 $r$ を 2 乗したもの）で定義されます．

　　多重共線性が検出された場合は，相関の高い独立変数のいずれか一方を取り除いて再解析を行います．

## ⑤ 変数選択法

　　重回帰分析では，複数の独立変数を組み込むことで，従属変数に影響を与える要因を十分に説明できるようになりますが，多すぎるとかえってわかりにくくなる可能性があります．より多くの独立変数を用いるより，なるべく少数の独立変数により十分な説明力のある回帰式を求め，これを活用するほうが有用です．

　　変数選択法には，すべての独立変数を投入して重回帰式をつくる強制投入法，既存の重回帰式に新たな変数を追加していく変数増加法，既存の重回帰式から変数を減少させていく変数減少法，1 つずつ独立変数を入れたり抜いたりしながら最適なモデルを探索する Stepwise（ステップワイズ）法（変数増減法）などがあります．

　　前述のなかで最も効率がよいのは Stepwise 法で，通常はこの方法を用いるとよいでしょう．

## ⑥ 決定係数の大きさ

　　**決定係数**は回帰式を求めた際，その回帰式が統計的に有意なものであるかを確認するとともに，その回帰式のあてはまりのよさ（適合度）を確認する必要があり，その指標となるものです．決定係数は $R^2$ で表し，相関係数 $r$ を 2 乗して求めます．またこれは，求めた回帰式の影響度の大きさを示す指標であるので，寄与率ともよびます．

　　$r=0.7$ の場合，決定係数 $R^2=0.49$ となり，寄与率は 49 ％となります．予測精度として寄与率は 50 ％以上が望ましいとされます．ただし，これは絶対満たすべき条件ではありませんので，低ければ問題ありというわけ

ではありません.

## 7 信頼区間

統計的に有意な回帰式であっても,（偏）回帰係数の95％信頼区間（**参照** 実践編9講 質問2）などによっては意味の乏しいものになることもあるため, 確認をしておいたほうがよいでしょう.

### 質問5
# 回帰分析における注意点はありますか？

サンプルサイズと独立変数の数，データ相互の関係性と外れ値の存在をあらかじめ確認しておきましょう

### ■サンプルサイズと独立変数の数

重回帰分析を用いて適切な検定を行う場合には, 独立変数の数に対して十分なサンプルサイズ（標本の大きさ）が必要です. いい換えれば, サンプルサイズが小さい場合には独立変数を少なくしたほうがよいということです. 一般的には, サンプルサイズは独立変数の10倍以上が望ましいといわれています（例えば図1Bの場合には独立変数が3つなので, 標本数は30以上が理想です）（**参照** 実践編7講 質問2）. 独立変数を少なくする場合には, 従属変数との相関関係が高い因子を優先的に選ぶとよいでしょう.

### ■データ相互の関係性と外れ値の存在

統計ソフトにはたいてい作図機能が備わっているため, 予測値と実測値の散布図を作成し, 直線関係にあるか, 外れ値がないかをあらかじめ確認しておきます. 直線関係でなかったり外れ値が存在したりするときには, その原因をよく考える必要があります. 入力ミスや例外の対象, 多重共線性などが見つかる場合があります.

**質問6**

# 回帰分析の結果の読み方と解釈のしかたを教えてください

> 例をあげて具体的に解説しましょう

改変Rコマンダー[1]を使用した例を示します.

例 60〜89歳の50名の高齢者に対し,年齢(歳),握力(kg),歩行速度(m/分),下肢長(cm),体重(kg)を測定し,歩行速度に影響を与える因子の影響度を知りたい.

改変Rコマンダーの出力結果は図6のとおりになりました.図5の流れで確認を行います.

今回は独立変数として年齢,握力,下肢長,体重を投入しましたが,最適なモデルを探索するStepwise法を用いたため,影響を与える因子は握力の1つのみ選択されました.影響を与える因子が複数存在するときは因子の分だけ行が増えます.握力の偏回帰係数は回帰式のbの値となり,定

|  | 偏回帰係数 | 標準誤差 | t値 | P値 | 標準偏回帰係数 |
|---|---|---|---|---|---|
| 握力 | -1.4503 | 0.40543 | 3.5771 | <0.001 ←❷ | -0.45877 ←❸ |
| 定数項 | 64.6668 | 6.37727 | 10.1402 | <0.001 | |

|  | トレランス | 分散拡大要因 |
|---|---|---|
| 握力 | 1 | 1 |
| 定数項 | | |

|  | 平方和 | 自由度 | 平均平方 | F値 | P値 |
|---|---|---|---|---|---|
| 回帰 | 2546.7 | 1 | 2546.65 | 12.795 | <0.001 ←❶ |
| 残差 | 9553.3 | 48 | 199.03 | | |
| 全体 | 12100.0 | 49 | | | |

重相関係数　0.45877
決定係数(重相関係数の二乗)　0.21047 ←❹
自由度調整済み重相関係数の二乗　0.19402

**図6 改変Rコマンダーによる回帰分析(Stepwise法による重回帰分析)の結果**

数（図6の定数項）の偏回帰係数は回帰式の a の値となります．定数については，偏回帰係数以外の項目は見なくてよいです．

### ❶分散分析表の結果

$p<0.001$ のため，この回帰式は役立つと判断します．

### ❷偏回帰係数の検定結果

$p<0.001$ のため，この独立変数は役立つと判断します．定数項の $p$ 値は見なくてよいです．

### ❸標準偏回帰係数の結果

握力の標準偏回帰係数の値は $-0.459$ となり，かなり影響していると判断します．

### ❹決定係数の大きさ

決定係数は0.210であることから，寄与率は21.0％であり，適合度は低いと判断されます．

### おわりに
## 論文での書き方例です

論文などで提示すべき情報としては，①各変数の標本の平均，②各変数の標準偏差，③サンプルサイズ（$n$），④回帰係数または偏回帰係数，⑤回帰係数または標準回帰係数（標準偏回帰係数），⑥$p$ 値は記載するようにしてください．

標準誤差は必ずしも載せる必要はありませんが，データの値と（重）回帰式による推定値の差の平方根であり，残差の標準偏差となることから，提示されていれば（重）回帰式による推定値からデータの値がどの程度バラついているか，見積もることができます．

結果の記載は数値を文章内で記載するか表で示すかのどちらかで行います．表の場合は，最低限，分散分析の結果，標準（偏）回帰係数，$p$ 値は記載してください．

60〜89歳の50名の高齢者に対し，年齢，握力，下肢長，体重を測定し，歩行速度に影響を与える因子を調べた．Stepwise法による重回帰分析の結果は表のとおりである．分散分析表の結果は有意で，決定係数は0.21であるため適合度は高いとはいえないが，歩行速度にかなり影響を与える因子として握力が選択された．

表　歩行速度に影響を与える因子

|  | 偏回帰係数 | 標準化偏回帰係数 | $p$ |
|---|---|---|---|
| 定数 | 64.6668 |  | <0.001 |
| 握力 | −1.4503 | −0.45877 | <0.001 |

分散分析　$p < 0.01$, $R^2 = 0.21$

## 練習問題

解答は245ページ

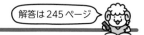

変形性膝関節症において歩行時間に影響を与える因子を調べるため，患者60名の10 m歩行時間，脚長差，大腿四頭筋筋力，膝関節伸展角度，FIM歩行を測定しました．従属変数は10 m歩行時間とし，独立変数はそれ以外の項目としました．改変Rコマンダーを用いてStepwise法を用いた重回帰分析を行った結果，図Aが得られました．以下の問いに答えてください．

| | 偏回帰係数 | 標準誤差 | t 値 | P 値 | 標準偏回帰係数 |
|---|---|---|---|---|---|
| FIM. | -0.52387 | 0.08309 | 6.3048 | <0.001 | -0.6377 |
| 定数項 | 11.29710 | 0.52199 | 21.6424 | <0.001 | |

| | トレランス | 分散拡大要因 |
|---|---|---|
| FIM. | 1 | 1 |
| 定数項 | | |

| | 平方和 | 自由度 | 平均平方 | F 値 | P 値 |
|---|---|---|---|---|---|
| 回帰 | 10.081 | 1 | 10.0809 | 39.751 | <0.001 |
| 残差 | 14.709 | 58 | 0.2536 | | |
| 全体 | 24.790 | 59 | | | |

重相関係数　0.63770
決定係数（重相関係数の二乗）　0.40666
自由度調整済み重相関係数の二乗　0.39643

**図A　改変Rコマンダーによる出力結果**

① この分析結果から重回帰式は役立つと判断できるか，その理由も述べてください.

② 得られた偏回帰係数は役立つと判断できるか，その理由も述べてください.

③ 歩行時間に影響を与える因子とその影響の強さを説明してください.

④ 得られた重回帰式の適合度は高いといえるか，その理由を述べてください.

**文献**

1）「改変Rコマンダー」（対馬栄輝研究室）（https://personal.hs.hirosaki-u.ac.jp/pteiki/research/stat/R/）

# 6講 グループ分けされた2つの変数の関連を知りたい

## 分割表の検定

## Point

- 分割表とは，グループ分けされた2つの変数に該当する対象人数を記入した表のことをいう
- 分割表の検定とは，2つの変数どうしに関連があるかを調べる統計的検定手法である
- 連関係数とは2つの変数の関係の強さを表す指標である

## この講でできるようになること

### Step1 分割表の検定を理解する

分割表に該当する人数の偏りの程度から，2つの変数（行の変数と列の変数）どうしの関連性を確認する．

### Step2 連関係数を理解する

連関係数には$\phi$係数とCramérのV係数があり，いずれも0に近いほど関係は弱く，|1|に近いほど関係が強いことを表す．

### Goal 分割表の検定と連関係数の見かたを身につける

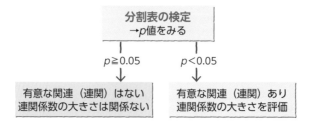

分割表の検定
→$p$値をみる

$p \geq 0.05$ ｜ $p < 0.05$

有意な関連（連関）はない
連関係数の大きさは関係ない

有意な関連（連関）あり
連関係数の大きさを評価

質問1

# 分割表の検定とは何ですか？

グループ分けされた2つの変数の関連を，該当する人数の情報をもとに統計的に確認する手法です

## ■分割表とは

　表1Aは，ある病院で一定期間内に脳梗塞または脳出血の診断を受けて入院となった154人を対象に，性別を {男性，女性}，疾患を {脳梗塞，脳出血} にそれぞれ分類して，該当する人数を記入した表です．表1Bでは，さらにくも膜下出血の診断を受けて入院となった20人についても，男女別に追記しています．

　性別や疾患といったように，グループ分けされた対象者の人数を記入し

### 表1　分割表の例

A 2×2分割表の例

| | | 疾患 | | 合計 |
|---|---|---|---|---|
| | | 脳梗塞 | 脳出血 | |
| 性別 | 男性 | 58 | 32 | 90 |
| | 女性 | 24 | 40 | 64 |
| 合計 | | 82 | 72 | 154 |

数値は人数を表す．

B 2×3分割表の例

| | | 疾患 | | | 合計 |
|---|---|---|---|---|---|
| | | 脳梗塞 | 脳出血 | くも膜下出血 | |
| 性別 | 男性 | 58 | 32 | 8 | 98 |
| | 女性 | 24 | 40 | 12 | 76 |
| 合計 | | 82 | 72 | 20 | 174 |

数値は人数を表す．

た表を**分割表**（または**クロス集計表**）とよびます．表1Aは性別の2分類（2行）と疾患の2分類（2列）の組み合わせで**2×2分割表**，表1Bは性別の2分類（2行）と疾患の3分類（3列）の組み合わせで**2×3分割表**といったように，**［行数］×［列数］分割表**と表現します．

　表1A，表1Bでの実際の人数をみてみると，脳梗塞では男性のほうが，脳出血とくも膜下出血では女性のほうが多くなっています．もしかすると，性別と疾患には何らかの関連があり，疾患によって男女の人数が異なる特徴があるのではないか？と考えたとします．性別と疾患の関連について，統計的に確認したいときには**分割表の検定**が適用されます．

## ■分割表の検定について詳しく

　分割表の検定は，グループ分けされた2つの変数（分割表の行の変数と列の変数）に対して，該当する人数の情報をもとに変数どうしの関連を統計的に調べる手法です．それぞれの変数は，表1にあげた性別，疾患などのような**名義尺度**のデータか，疾患の重症度などのような段階的に区切られた**順序尺度**のデータのいずれかに限られます．

　たとえば，表2Aのような2×2分割表があったとします．表1Aと同じく性別｛男性，女性｝，疾患｛脳梗塞，脳出血｝の2変数から構成されていますが，表1Aとは違う人数になっています．表中の4つの**セル**（カテゴリーともいいます）にすべて均等に50人ずつ該当する場合，疾患別の男女比は完全に同一なので「疾患によって男女の人数が異なる特徴がある」といった性別と疾患の関連は考えにくい状況といえます．

　では表2Bの場合はどうでしょうか．脳梗塞である男性が100人に対し女性は0人，逆に脳出血である男性が0人に対し女性が100人となっています．このような状況ならば，「脳梗塞には男性が多く，脳出血には女性が多い」（この場合は多い・少ないというよりも完全に区分けされた状態ですが）という性別と疾患の関連がある可能性が高いといえそうです．

### 表2　分割表と2変数の関連の有無

**A** 2変数に関連がない場合

| | | 疾患 | | 合計 |
|---|---|---|---|---|
| | | 脳梗塞 | 脳出血 | |
| 性別 | 男性 | 50 | 50 | 100 |
| | 女性 | 50 | 50 | 100 |
| 合計 | | 100 | 100 | 200 |

数値は人数を表す.

**B** 2変数に関連がある場合

| | | 疾患 | | 合計 |
|---|---|---|---|---|
| | | 脳梗塞 | 脳出血 | |
| 性別 | 男性 | 100 | 0 | 100 |
| | 女性 | 0 | 100 | 100 |
| 合計 | | 100 | 100 | 200 |

数値は人数を表す.

【質問2】

# 分割表の検定はどのようなしくみで行われるのですか？

実際の人数の多い少ないを比べるのではなく，期待値というものを用いて計算しています

## ■期待値とは

　分割表の検定では，単純に実際の人数を比べて多い，少ないという判断をするのではなく，**期待値**（**期待度数**ともいいます）というものを利用して統計的な計算を行います.

　期待値とは，2つの変数に関連が全くないと想定したときに，理論的に

**A** すべての行合計・列合計が同じ場合

【実際の人数】

| | | 変数B | | 合計 |
|---|---|---|---|---|
| | | B1 | B2 | |
| 変数A | A1 | 70 | 30 | 100 |
| | A2 | 30 | 70 | 100 |
| 合計 | | 100 | 100 | 200 |

A1の行合計
A2の行合計

B1の列合計　B2の列合計　総合計

【期待値】

| | | 変数B | | 合計 |
|---|---|---|---|---|
| | | B1 | B2 | |
| 変数A | A1 | 50 | 50 | 100 |
| | A2 | 50 | 50 | 100 |
| 合計 | | 100 | 100 | 200 |

A1の行合計
A2の行合計

B1の列合計　B2の列合計　総合計

(A1 の行合計 × B1 の列合計) ÷ 総合計
= (100×100) ÷ 200
= 50

**B** 各行合計・列合計が異なる場合

【実際の人数】

| | | 変数B | | 合計 |
|---|---|---|---|---|
| | | B1 | B2 | |
| 変数A | A1 | 70 | 30 | 100 |
| | A2 | 40 | 50 | 90 |
| 合計 | | 110 | 80 | 190 |

A1の行合計
A2の行合計

B1の列合計　B2の列合計　総合計

【期待値】

| | | 変数B | | 合計 |
|---|---|---|---|---|
| | | B1 | B2 | |
| 変数A | A1 | 57.89474 | 42.10526 | 100 |
| | A2 | 52.10526 | 37.89474 | 90 |
| 合計 | | 110 | 80 | 190 |

A1の行合計
A2の行合計

B1の列合計　B2の列合計　総合計

(A1 の行合計 × B1 の列合計) ÷ 総合計
= (100×110) ÷ 190
≒ 57.89474

**図1　分割表に関する期待値の例**

分割表の各セルに配置される人数のことをいいます．期待値は各セルに関する「行合計×列合計」を総合計で割り算した数値として求められます．

図1Aの左側は，データの実際の人数が入力された分割表です．たとえば，行の変数A1と列の変数B1から構成されるセルの人数は70人で，こ

のセルの期待値を求めると50人になります．他のセルについても同じ手順で求めると，図1Aの右側のような数値になりました．期待値はすべてのセルで50人と均等に配置されていますので，変数Aと変数Bには全く関連がない理想的な状態といえます．

この例では，すべての行合計と列合計が同じであるので理想的な配置となりましたが，それぞれの行合計・列合計が異なる場合は図1Bのように完全な均等とはいきません．要するに，行合計と列合計，総合計に応じて，できるかぎり均等な配置に近づけたのが期待値ということになります．

分割表の検定では，実際の人数と期待値との偏りの程度を計算します．期待値に対して人数の偏りが大きいときに，統計的に2つの変数の関連が有意となるというしくみです．なお，2つの変数の関連のことを**連関**とよび，「有意な連関関係がある」といったいい方をします．

 **質問3**
# 連関係数とは何ですか？

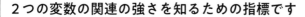 2つの変数の関連の強さを知るための指標です

## ■連関係数を確認する理由

分割表の検定では，グループ分けされた2つの変数に有意な関連があるかどうかを調べますが，2つの変数の関連の強さはどのくらいか？ということはわかりません．2つの変数の関連の強さを知るためには，**連関係数**という指標を確認する必要があります．

前の講（参照 実践編1講）では，**相関の検定**と**相関係数**について学習しました．まず相関の検定によって有意な相関があるかどうかを調べて，有意であった場合にはさらに相関係数の大きさを確認することで2つの変数の関係の強さを判断する手順をとりました．分割表の検定と連関係数についても，これと全く同じ考え方です．すなわち，分割表の検定によって有意

表3 連関係数の判断基準（目安）

| | |
|---|---|
| 連関係数＜\|0.2\| | 連関はほとんどない |
| \|0.2\|≦連関係数＜\|0.4\| | やや連関がある |
| \|0.4\|≦連関係数＜\|0.7\| | 強い連関がある |
| \|0.7\|≦連関係数 | かなり強い連関がある |

な連関があるかどうかを調べて，有意であった場合に連関係数の大きさを確認することで2つの変数の関係の強さを判断する，となるわけです．

## ■連関係数の種類

　連関係数にはいくつか種類があるのですが，一般には**2×2分割表の場合はφ（ファイ）係数**を，**その他の場合はCramér（クラメール）のV係数**を指標とします．φ係数，CramérのV係数ともに0~1の範囲をとります．φ係数は，計算方法によっては−1~1の範囲をとる場合もありますが，負となった場合でも絶対値で大きさを判断します[1)2)]．

　どちらの係数でも，相関係数と同じように0に近いほど連関関係は弱く，\|1\|に近いほど連関関係が強いというふうに解釈します．関係の強さの判断基準も，相関係数と同様，慣習的なものであくまで目安です（表3）．

## ■連関係数でわかる関係の強さ

　図2は連関係数が0，0.5，1となる分割表の例です．分割表における人数の偏りが大きいほど，2変数どうしの連関関係が強くなっているのがわかります．

　分割表の検定で注意しなければならないのは，**図3A**のように1つのセルだけ人数の偏りが大きい（人数が多い，または少ない）場合でも検定結果は有意（$p<0.05$）となる点です．この例では，男性が脳出血に比べ脳梗塞が多いというのはわかりますが，女性では脳梗塞と脳出血で同じ人数ですので，「性別と疾患に関連がある」とまではちょっといいにくい感じがします．他方，**図3B**のように，「脳梗塞の男性と脳出血の女性が多い」

連関係数φ＝0となる例

| | | 変数B | | 合計 |
|---|---|---|---|---|
| | | B1 | B2 | |
| 変数A | A1 | 50 | 50 | 100 |
| | A2 | 50 | 50 | 100 |
| 合計 | | 100 | 100 | 200 |

連関係数φ＝0.5となる例

| | | 変数B | | 合計 |
|---|---|---|---|---|
| | | B1 | B2 | |
| 変数A | A1 | 75 | 25 | 100 |
| | A2 | 25 | 75 | 100 |
| 合計 | | 100 | 100 | 200 |

連関係数φ＝1となる例

| | | 変数B | | 合計 |
|---|---|---|---|---|
| | | B1 | B2 | |
| 変数A | A1 | 100 | 0 | 100 |
| | A2 | 0 | 100 | 100 |
| 合計 | | 100 | 100 | 200 |

関係が弱い ←───────────────→ 関係が強い

**図2　連関係数の大きさと関係の強さ**

**A** 1つのセルで偏りが大きい（多い・少ない）場合

| | | 疾患 | | 合計 |
|---|---|---|---|---|
| | | 脳梗塞 | 脳出血 | |
| 性別 | 男性 | 80 | 20 | 100 |
| | 女性 | 20 | 20 | 40 |
| 合計 | | 100 | 40 | 140 |

● 分割表の検定で有意な連関あり
● 連関係数φ＝0.3

**B** 斜めのセルどうしの大小関係が成り立つ場合

| | | 疾患 | | 合計 |
|---|---|---|---|---|
| | | 脳梗塞 | 脳出血 | |
| 性別 | 男性 | 80 | 20 | 100 |
| | 女性 | 20 | 80 | 100 |
| 合計 | | 100 | 100 | 200 |

● 分割表の検定で有意な連関あり
● 連関係数φ＝0.6

**図3　分割表の検定の有意性と連関係数の大きさ**

　かつ「脳出血の男性と脳梗塞の女性が少ない」という斜めのセルどうしの大小関係が成り立つのであれば「性別と疾患に関連がある」といってもよさそうです．

　いずれの場合も分割表の検定で有意とはなりますが，**図3B**でより連関

係数が大きく，強い連関として示されます．したがって，2つの変数の関連性を知るためには，分割表の検定結果とともに連関係数についても確認することが重要です．

## 質問4
# 分割表の検定はどのような手順で行ったらよいですか？

分割表の検定（期待値に応じて手法を使い分ける）→有意な連関あり→連関係数を確認，という流れで行います

### ❶ 分割表の検定を適用する

　分割表の検定を適用するときは，事前にデータが正規分布に従うかどうか確認する必要はありません．分割表の検定は，通常は **$\chi^2$（カイ二乗）独立性の検定** という手法のことを指しますが，期待値の状況によっては **Fisher（フィッシャー）の正確確率検定**（または **Fisher の直接確率法**）という手法と使い分けて適用します．

　もし，期待値が5未満となるセルが全セルに対して20％以上存在するときにはFisherの正確確率検定を適用します．期待値が5未満になるセルが存在する状態とは，データの人数が少ない部分があるという意味です．人数の少ないセルが全セルに対して20％以上になると，$\chi^2$独立性の検定の計算がうまくいかなくなってしまうため，代用的にFisherの正確確率検定が用いられます．他にYate（イエーツ）の補正という方法もありますが，現在はFisherの正確確率検定の適用が一般的であるとされています[2]．

　全セルに対する期待値5未満のセルの割合は，2×2分割表では1つ以上，2×3分割表では2つ以上存在していれば20％以上を占めることになります（図4）．期待値5未満のセルの割合を確認したうえで，$\chi^2$独立性の検定が適用できるか，あるいはFisherの正確確率検定を適用すべきか

**A** 2×2分割表の場合

| | | 変数B | | 合計 |
|---|---|---|---|---|
| | | B1 | B2 | |
| 変数A | A1 | 5未満 | 5以上 | |
| | A2 | 5以上 | 5以上 | |
| 合計 | | | | |

- セルの数は4個
- もし1つのセルが5未満だと，1/4＝0.25なので全体の25％になる
→ **Fisherの正確確率検定**を適用

**B** 2×3分割表の場合

| | | 変数B | | | 合計 |
|---|---|---|---|---|---|
| | | B1 | B2 | B3 | |
| 変数A | A1 | 5未満 | 5以上 | 5以上 | |
| | A2 | 5以上 | 5以上 | 5以上 | |
| 合計 | | | | | |

- セルの数は6個
- もし1つのセルが5未満だと，1/6＝0.1666…なので全体の約16.7％になる
→ **$\chi^2$独立性の検定**を適用

| | | 変数B | | | 合計 |
|---|---|---|---|---|---|
| | | B1 | B2 | B3 | |
| 変数A | A1 | 5未満 | 5以上 | 5以上 | |
| | A2 | 5以上 | 5未満 | 5以上 | |
| 合計 | | | | | |

- もし2つのセルが5未満だと，2/6＝0.3333…なので全体の約33.3％になる
→ **Fisherの正確確率検定**を適用

**図4 全セルに対する期待値5未満のセルの割合**

判断します.

## 2 連関係数を求める

　　分割表の検定を適用した結果，有意な連関を認めたときは連関係数の大きさを確認します. 先にも述べましたが，2×2分割表の場合は$\phi$係数を，その他の場合はCramérのV係数を指標として連関の強さを評価します. 有意な連関がないときには，連関係数の大きさを確認する必要はありません.

　　分割表の検定に関する一連の手順は図5のとおりです.

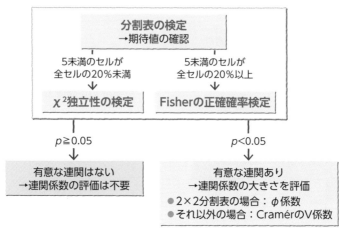

**図5　分割表の検定を行う手順**

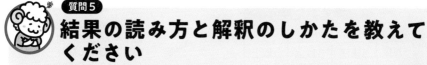

質問5

# 結果の読み方と解釈のしかたを教えてください

例をあげて具体的に説明しましょう

## ■実際に解析してみよう

　はじめに例としてあげた表1Aの性別と疾患に関する2×2分割表について，統計ソフトを活用して実際に解析してみます．統計ソフトは，Rコマンダーのメニュー画面を改変し，統計手法を追加した改変Rコマンダー[3]を用いています．

## ①分割表の検定の適用と結果

　図6には**度数表**と期待値が出力されています．**度数**とは人数という意味で，度数表の数値は実際の人数を表しています．期待値をみますと，5未満のセルは1つも存在していません（つまり全セルに対して0％）ので，

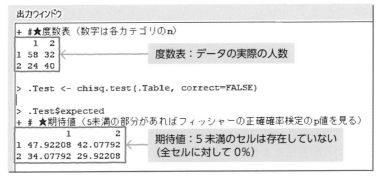

**図6 統計ソフトを利用したときの度数表と期待値の出力**
改変Rコマンダーの例.

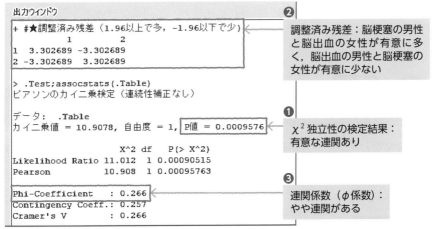

**図7 統計ソフトを利用したときのχ²独立性の検定と調整済み残差, 連関係数の出力**
改変Rコマンダーの例.

χ²独立性の検定を適用します.

χ²独立性の検定の結果は**図7**のように出力されました.図中の**❶**の部分が検定の有意確率*p*の値です.ここが5%未満（あるいは1%未満）であれば「2つの変数に有意な連関があった」と判断されます.この例では「χ²独立性の検定の結果, *p*<0.01で性別と疾患に有意な連関があった」

という結果です．

　どのセルの人数が有意に多い，または少ないという関係性は実際の人数（度数表）ではなく，調整済み残差[1]で確認します．図7の❷の部分が調整済み残差で，数値が1.96以上のときは有意に多く，−1.96以下のときは有意に少ないという関係性を表します．したがって，「脳梗塞の男性と脳出血の女性が有意に多く，反対に脳出血の男性と脳梗塞の女性が有意に少ない」関係性であるということができます．

## ②連関係数の確認

　分割表の検定による結果，有意な連関を認めましたので，連関係数の大きさから関係の強さを評価します．この場合は2×2分割表で，φ係数を確認します．図7の❸の部分がφ係数で，0.266ですから，「やや連関がある」と判断できそうです．

### おわりに
# 論文での書き方例です

　論文などには，①分割表の検定に適用した手法，②検定の結果（$p < 0.05$または$p < 0.01$で有意な連関があるか），③調整済み残差と連関係数に関する情報を記載します．

> ▶ 書き方例 ▶
>
> 　ある病院で一定期間内に脳梗塞または脳出血の診断を受けて入院となった154人を対象として，性別｛男性，女性｝と疾患｛脳梗塞，脳出血｝に関連があるかを知るため統計的検定を行った．有意水準は5％とした．
> 　期待値5未満のセルは存在せず，$\chi^2$独立性の検定を適用したところ，$p < 0.01$で性別と疾患に有意な連関を認めた．性別と疾患の分割表は表のとおりで，調整済み残差から男性では脳梗塞が，女性では脳出血が有

---

※1：期待値と度数との差（度数−期待値）を残差といいます．平均0，標準偏差1の標準正規分布に見合わせて標準化された残差を調整済み残差とよぶのですが，期待値からのズレが大きいほど数値が大きくなるという程度の理解で十分です．

意に多かった．

連関係数は $\phi = 0.266$ であり，性別と疾患にはやや連関がある程度の関係性であった．

### 表　性別と疾患の分割表

| | | | 疾患 | | 合計 |
|---|---|---|---|---|---|
| | | | 脳梗塞 | 脳出血 | |
| 性別 | 男性 | 度数 | 58 | 32 | 90 |
| | | 調整済み残差 | 3.30 | −3.30 | |
| | 女性 | 度数 | 24 | 40 | 64 |
| | | 調整済み残差 | −3.30 | 3.30 | |
| 合計 | | | 82 | 72 | 154 |

実際の人数と調整済み残差の情報は，表のように併記した形式の分割表として提示するとわかりやすいでしょう．

## 練習問題

解答は245ページ

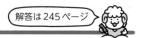

ある地域の2つの中学校 {A中学，B中学} に通学している生徒413人を対象として，数学が好きかどうかについてアンケート調査を行いました．{好き，どちらでもない，嫌い} の3段階で回答してもらい，表Aのような結果を得ました．

① 期待値を求めると，表Bのとおりとなりました．空欄部分についても計算し，学校と数学の好き嫌いに関連があるかを知るためにはどの手法を適用したらよいか考えてみましょう．なお，表中の数値は四捨五入し，小数点第2位まで表しています．

＊ヒント：期待値の求め方は図1を，適用する手法は図4，図5を参考にして考えてみましょう．

② ①で選んだ手法を適用した結果，$p < 0.01$ で学校と数学の好き嫌いには有意な連関を認め，調整済み残差は表Cのとおりとなりました．また，

## 表A　アンケート調査の結果

| | | 数学の好き嫌い | | | 合計 |
|---|---|---|---|---|---|
| | | 好き | どちらでもない | 嫌い | |
| 学校 | A中学 | 102 | 56 | 53 | 211 |
| | B中学 | 75 | 39 | 88 | 202 |
| 合計 | | 177 | 95 | 141 | 413 |

数値は人数を表す.

## 表B　学校と数学の好き嫌いの期待値

| | | 数学の好き嫌い | | | 合計 |
|---|---|---|---|---|---|
| | | 好き | どちらでもない | 嫌い | |
| 学校 | A中学 | 90.43 | 48.54 | | 211 |
| | B中学 | | 46.46 | 68.96 | 202 |
| 合計 | | 177 | 95 | 141 | 413 |

数値は人数. 小数点第2位まで表示.

## 表C　学校と数学の好き嫌いの調整済み残差

| | | 数学の好き嫌い | | |
|---|---|---|---|---|
| | | 好き | どちらでもない | 嫌い |
| 学校 | A中学 | 2.30 | 1.75 | −3.95 |
| | B中学 | −2.30 | −1.75 | 3.95 |

小数点第2位まで表示.

CramérのV係数は0.195でした. 一連の結果の解釈をまとめてみましょう.

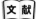

1）「SPSSで学ぶ医療系データ解析 第2版」（対馬栄輝／著），東京図書，2016

2）「よくわかる医療統計―「なぜ？」にこたえる道しるべ」（対馬栄輝／著），東京図書，2015

3）「改変Rコマンダー」（対馬栄輝研究室）（https://personal.hs.hirosaki-u.ac.jp/pteiki/research/stat/R/）

実践編

**6講**

グループ分けされた2つの変数の関連を知りたい

実践編

# 7講

## 2グループ間の差に影響を与える複数の因子を知りたい
### 多重ロジスティック回帰分析

## 👉 Point

- 多重ロジスティック回帰分析は多変量解析の一種である
- 多重ロジスティック回帰分析は2群の差に対して，2つ以上の影響因子（変数）を組み合わせたときの影響について解析する
- 多重ロジスティック回帰分析は，正規分布を仮定しないため，あらゆるデータに対して適用可能な手法である

### この講でできるようになること

**Step1** モデルχ²検定の結果を判断する

$p < 0.05$ であることが必要不可欠な条件である.

**Step2** 影響の大きさを表すオッズ比を解釈する

オッズ比は倍率を表す数字と同じく解釈する．∞≧オッズ比≧0の範囲をとる．オッズ比が1のときは等倍なので影響はない．1よりも大きくなるほど，1よりも小さくなるほど影響力は大きくなる.

**Goal** Hosmer-Lemeshow の検定の結果を判断する

この結果は，$p$ 値が5％以上のときに「解析結果は有意に適合していない，とはいえない（＝適合している）」と判断する.

| | オッズ比 | 95％信頼区間 | | Wald検定 $p$ |
|---|---|---|---|---|
| | | 下限 | 上限 | |
| (Intercept) | 15.555 | 0.937 | 258.336 | 0.056 |
| 握力 | 0.856 | 0.754 | 0.973 | 0.017 |
| 運動習慣 | 0.623 | 0.393 | 0.989 | 0.044 |

モデルχ²検定　$p < 0.01$
Hosmer-Lemeshow検定　$p = 0.315$

## 質問1
# 多重ロジスティック回帰分析とは何ですか？

多変量解析の手法の一つです．2群の差に対して，2つ以上の変数を組み合わせたときの影響を調べることができます

### ■多重ロジスティック回帰分析の特徴

　多重ロジティック回帰分析は重回帰分析（**参照** 実践編5講）と同じ多変量解析で，複数の変数の影響を一度に解析する手法です．しかし，この手法には特別な特徴があります．それは，いままでの手法と異なって，変数の正規分布の条件やデータの尺度など，制約となる前提条件がほとんどない点です．

　したがって，解析したいデータを何も気にせず解析できますし，統計ソフトを使って正しい手順で行えば，ほとんど統計解析の知識をもたない人でも，まず間違った結果は出ないというメリットがあります．

　もちろん，出力された結果を決められた手順で解読していく必要はあるのですが，前提となる制約条件が少ないために，非常に扱いやすい手法です．こんなに簡単に結果が出てもいいものかという疑問をもつぐらい，解析の作業自体は簡単です．

### ■多重ロジスティック回帰分析の使いどころ

　本講では細かい理論の説明は割愛し，どういった目的で多重ロジスティック回帰分析を使うかという説明にとどめます．

#### ●複数の変数の差の検定では交絡因子の存在が問題に

　たとえば，転倒した者のグループ（転倒群）と，転倒していない者のグループ（非転倒群）の比較として，年齢や片足立ち時間，握力，歩行速度などに差があるかどうかを知りたいときは，2群の差の検定〔2標本 *t* 検

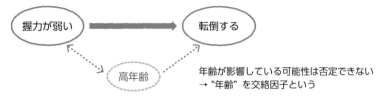

**図1 転倒には握力が影響する?! 実は年齢が影響しているかも**

定やMann-Whitney（マン・ホイットニー）検定など〕を適用しました（参照 実践編2講）．それはそれで間違いないともいえるのですが，交絡因子の存在が危惧されます．

　ランダム化比較試験を除いた多くの臨床データでは，**交絡因子**の存在が否定できません．転倒群と非転倒群で握力に差があったとしたとき，転倒群が高年齢で非転倒群が若年齢だったとすれば，「握力の差というよりも年齢の差が影響していただけなのでは？」という疑問が生じます（図1）．別に，転倒群で歩行速度が遅ければ「年齢とか握力よりも，実は歩行速度が遅いから転倒するのではないか？」という疑問も湧きます．

　このように複数の変数を調べて影響をみるときは，本当はどれが最も影響するのか，明らかにできないことがあります．「一つひとつの変数に対して差の検定をして，$p$値の小さいものが一番影響すると考えればよい」という判断は間違いです．$p$値の大きさを比較して影響の大きさを判断することはできません．

● **複数の変数の差をなくす方法？**

　仮に複数の変数が確実に全く関係ないのであれば，一つひとつの変数に対して差の検定をした結果をみて，効果量（参照 実践編9講 質問6）を比較してもよいでしょう．これは**マッチング**という対策です．

　たとえば転倒群と非転倒群で握力に差があるかどうか知りたいときに，極端には対象者全員を60歳の人に決めてしまって，握力の差を比較する方法です．歩行速度も影響が疑わしければ，対象者全員の歩行速度を60m/分の人に限定すると，もはや握力以外の年齢と歩行速度は全員同じ値

ですので，安心して握力の差を検定することができます．これは不可能ではないかもしれませんが，簡単にできる方法とは考えられません．

● 多変量解析は交絡因子の影響を均一にできる

　そこで，同時に複数の変数が関連しあう状態を考慮しつつ，個々の変数の影響度合いを解析できる方法が開発されました．これが多変量解析であり，多重ロジスティック回帰分析です．

　多変量解析に共通した基本の特性なのですが，交絡因子の影響を均一にしたときの個々の影響力を係数値として把握することができます．たとえるなら，転倒のあり・なしの差に対して，年齢，握力，歩行速度の影響を解析するならば（図2），年齢は握力，歩行速度が一定だとみなしたときの影響力が出力されます．一定ということは“対象者の握力と歩行速度が全員平均だったとすれば，年齢はこれくらいの影響だ”と出力しています．

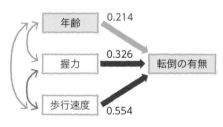

握力と歩行速度が一定とみなした年齢の影響力（係数値）を表す

同様に，年齢と歩行速度が一定だとみなして握力の影響力を表す

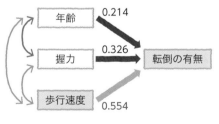

こちらも，年齢と握力が一定だとみなして歩行速度の影響力を表す

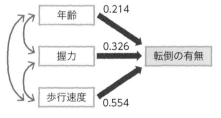

個々の係数値は，その他の変数が一定の値をとると仮定した影響力を表す

**図2　多重ロジスティック回帰分析で出力される係数値の解釈**

つまり，（数理的な補正によって）他の変数をマッチングしたことと同等になります．

> 肝心なことを後回しにしてしまいましたが，多重ロジスティック回帰分析は，2群の差の多変量解析です

　重回帰分析では従属変数は1群でした．多重ロジスティック回帰分析では従属変数は2群に分かれ，2群の差に対して，2つ以上の独立変数を組み合わせたときの影響や，影響の程度を比較するといったことが可能です（図3）．

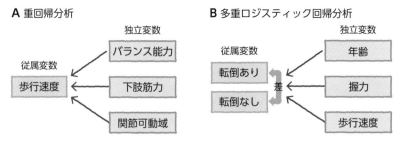

図3　重回帰分析と多重ロジスティック回帰分析の違い

### 質問2
# 多重ロジスティック回帰分析を行うときに気をつけることは何ですか？

> 独立変数の種類と数に注意しましょう

■解析に用いる変数を決める

　多重ロジスティック回帰分析を行うときは，従属変数として2群に分ける変数が1つと，その2群の差に影響する独立変数が2つ以上，用意され

ていると思います<sup>※1</sup>.

　研究計画段階で，2群（従属変数）の差に何が影響すると考えて，どのデータをとったか考えてみてください．差に影響すると考えてとったデータすべてを独立変数にします．あまり推奨できる方法ではありませんが，よく考えずにたくさんのデータをとった場合は初期段階に戻ってデータを見直し，データ間の関係性の仮説を立ててから，必要なデータに絞り込んで解析の対象としてください．

### ■解析に用いることができる独立変数の数

　一般的な多変量解析では，独立変数の数が対象者数 $n \div 10$ 個の変数までを目安とします[1]． $n=100$ なら10個以下， $n=20$ なら2個以下となります．しかし，多重ロジスティック回帰分析は一般的な多変量解析と異なるので，明確な基準は存在しません． $n$ は多ければ多いほどよいといえるでしょう．

　通常，完全二分されるデータでは計算されない問題が起こります[2]．例として図4のようなケースがあります．いくつかの変数の組み合わせで同様な状態を招くと，完全に二分されなくても異常な結果を出力することがあります．

　簡単にいえば対象者数を増やせばよいのですが，すでに研究期間も終了して増やせない状況であれば，こうした変数は解析から除外するか，論文などでは結果をそのまま掲載して，図4のような状況であることを"結果"で述べて考察するという策をとるしかありません．

### ■多重共線性に注意！

　多変量解析一般に問題となるのが**多重共線性**です．従属変数に対して複数の独立変数を解析するときに，独立変数に似通った変数が入っていると解析結果が異常となることがあります．

---

※1：実は，多重ロジスティック回帰分析では，独立変数が1つでも解析可能です．その際にも"多重ロジスティック回帰分析"とよびます．

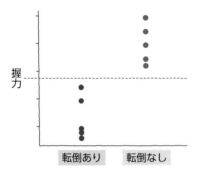

| 陰性（握力強い） | 0 | 16 |
|---|---|---|
| 陽性（握力弱い） | 10 | 0 |

転倒ありとなしで，データが完全に高低に分かれる

分割表をみると，転倒ありに陰性，転倒なしに陽性が存在しない

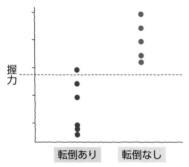

| 陰性（握力強い） | 1 | 16 |
|---|---|---|
| 陽性（握力弱い） | 10 | 0 |

転倒ありとなしで，データがほぼ完全に分かれる

転倒ありの陰性，転倒なしの陽性が0か，かなり少ない

**図4　解析しても計算されないか異常値が出力される例**

　たとえば，従属変数をTUGT（Timed Up and Go Test），独立変数をバーセルインデックスとFIMにしたときは多重共線性の問題があります．バーセルインデックスとFIMはともに日常生活活動（ADL）を評価する尺度です．同じ内容のことを測る似通った尺度どうしだと，相関係数が高くなって計算がおかしくなります．そもそも，似たような独立変数を複数解析するメリットはないですよね．

　このようなことから，多重ロジスティック回帰分析を行う前に多重共線性を確認しておく必要があります．解析しようとする全変数の相関係数を出力して，相関の高い変数（$r \geqq 0.9$のような）がないかを調べます．

表1 相関行列表の観察

| | 下肢長 | 上肢長 | 身長 | 体重 | 腹筋力 |
|---|---|---|---|---|---|
| 下肢長 | 1 | 0.926 | 0.941 | 0.717 | 0.476 |
| 上肢長 | | 1 | 0.935 | 0.768 | 0.533 |
| 身長 | | | 1 | 0.772 | 0.562 |
| 体重 | | | | 1 | 0.663 |
| 腹筋力 | | | | | 1 |

※下肢長，上肢長，身長は互いに相関係数が高いので多重共線性のおそれがあります．

　具体的には，表1のような相関行列表を出力して，$r \geqq 0.9$のような変数の有無を確認します．表1の例では，"下肢長"，"上肢長"，"身長"の3つの間で相関係数が高くなっています[2]．独立変数としてこの3つを解析に含めるのは危険だと考えます．そこで，"下肢長"，"上肢長"，"身長"の3つのうち，1つに絞って解析の対象としなければなりません．

## 解析の前に必要な対策です

### ■便利な"変数選択法"

　ここまでお話ししてきた制約を考慮して，解析対象とする独立変数を決めます．独立変数の数が対象者数に対して多くなってしまう場合は，絶対に間違っているとは言い切れませんが，対象者が少ないようであればできるかぎり独立変数は少なくして解析したほうが無難です．多重共線性については絶対に避けるべき問題ですので，事前に確認しておいてください．

　さて，これまでの検討で多重ロジスティック回帰分析で解析する独立変数が決まったと思いますが，解析した結果は$p < 0.05$となる有意な変数に絞ったほうが結果の信憑性が高まります．

---

※2：そもそも，表1の例で下肢長，上肢長，身長が高い相関を示すことは，事前に予測できたはずです．研究の開始段階で決めておくべきと考えます．

そこで，有意となる有効な独立変数を統計的に選んでくれる方法として**変数選択法**があります．変数選択法には，変数増加法，変数減少法，変数増減法〔Stepwise（ステップワイズ）法〕という手法がありますが，なかでもStepwise法が最も効率的です．もし，統計ソフトのプログラムにStepwise法があれば，迷わず活用してください．

　また統計ソフトによっては，尤度比による選択法やWald（ワルド）検定による選択法などがありますが，できるかぎり"尤度比による選択法"を使用します．Wald検定による選択法は，特に対象者数$n$が少ないときは使用しないほうが無難です[3)~5)]．

**質問3**
# 統計ソフトによる解析結果の見かたを教えてください

モデル$\chi^2$検定の結果，各変数のオッズ比，Hosmer–Lemeshow検定の結果を押さえましょう

### ■具体的な結果例をみてみよう

　統計ソフトはいろいろなものがあるので，使いやすいものを使用してください．ここでは無料統計ソフトのR[6)]と，その拡張オプション機能であるRコマンダー[7)]を使用した結果の例をあげます．また，RとRコマンダーを簡単にインストールできる改変Rコマンダー[8)]というものもあります．

　まずは次に述べるデータについて，多重ロジスティック回帰分析を適用してみましょう．

**例** 地域在住の高齢者75名を対象として，過去1年間に転倒した者，転倒しなかった者に分けた．転倒群（転倒した者）は16名，転倒なし群（転倒しなかった者）は59名であった．

　また対象者75名の利き腕側の握力を測定し，運動習慣（1週間の平均

運動日数）も聴取した．転倒の有無に対して，握力と運動習慣は影響するだろうかと考え，従属変数を転倒有無の群分け，独立変数を握力，運動習慣として，多重ロジスティック回帰分析を適用した．

操作の手順はともかく，解析した結果を図5にあげます．図5は，改変Rコマンダーを使用した場合に出力される結果を示しています．

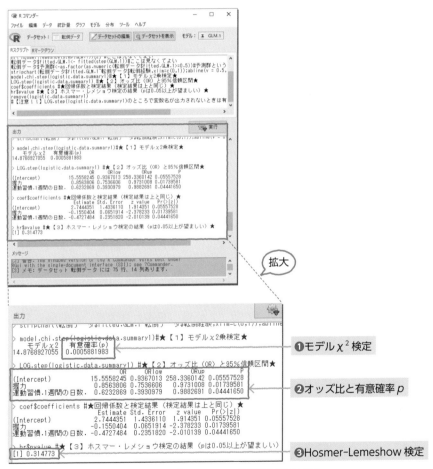

❶モデル$\chi^2$検定

❷オッズ比と有意確率$p$

❸Hosmer-Lemeshow 検定

図5　Rコマンダーによる多重ロジスティック回帰分析の結果

## ● モデル χ² 検定の結果（図5❶）

最初に見るところです．この有意確率（p）が p<0.05 でなければなりません．例では p=0.0005881983 となっているので，p<0.05 です．かつ p<0.01 にもなりますので，論文などには「モデル χ² 検定の結果は p<0.01 で有意であった」と書きます．

この結果は，転倒群と転倒なし群の差に，握力，運動習慣の2つの組み合わせが有意に影響するかを検定しています．p<0.05 の有意な結果なので，以降のオッズ比の大きさ，Hosmer-Lemeshow（ホスマー・レメショウ）検定の解釈に進みます．

もし p が 0.05 以上であれば「転倒群と転倒なし群の差に握力，運動習慣の組み合わせは有意に影響しない」と判定して，以降の結果は見なくてもよくなります．このモデル χ² 検定は，統計ソフトによっては"尤度比検定"と表示される場合もあります．とにかく，この結果は最初に見るべきで，必要不可欠な部分です．

## ● 各変数のオッズ比（図5❷）

オッズ比（Odds Ratio）は，"OR"の列に書かれています．オッズ比の詳細な意味は 質問4 で説明します．簡単にいえば，オッズ比は転倒のあり・なし群の差に対する影響の度合いを表します．数値は"比"となっているので倍率と同じ意味をもちます．したがって，オッズ比が1倍のときは全く影響せず，1より大きくなるほど（∞に近づくほど）または1より小さくなるほど（0に近づくほど）影響（倍率）が大きいと判断します．オッズ比は 0〜∞ の範囲をとります．

ここでは，"握力"のオッズ比は 0.8563806，"運動習慣．1週間の日数"のオッズ比は 0.6232869 となっています．

また，それぞれの変数の p 値は"握力"が p=0.01739581，"運動習慣．1週間の日数"が p=0.04441650 となっています．ともに p<0.05 で有意に影響する結果となっています．しかしこれは Wald 検定の結果で

す．多重ロジスティック回帰分析ではWald検定の結果よりもモデル$\chi^2$検定の結果を優先します．つまりモデル$\chi^2$検定の結果が$p<0.05$であれば，各変数の$p$値は必ずしも$p<0.05$にならなくても気にしないでください．

　なお，Intercept（定数）のオッズ比と$p$値はみなくてもよいことになっています．ここの$p$値は5％以上だろうが未満だろうが関係ありません．

● Hosmer-Lemeshow検定の結果（図5 ❸）

　Hosmer-Lemeshow検定の結果は$p$の値です．この図では$p=0.314773$となっています．検定の結果は$p<0.05$となることが望ましいのですが，このHosmer-Lemeshow検定の理想は，$p$が0.05以上のときです．ちょっとピンときにくいと思います．

　もし，$p<0.05$となったときは「この解析の結果は，実際のデータに対して有意に適合していない」と判断しますので，$p$が0.05以上のときは「この解析の結果は，実際のデータに対して有意に適合していない，とはいえない」となり，解釈を変えれば実際のデータに対して適合している，と判断できます．

● 結果の見かたの要約

① 多重ロジスティック回帰分析では，何よりもまず，モデル$\chi^2$検定の結果が$p<0.05$でなければならない．

② また，Hosmer-Lemeshow検定の結果は$p$が0.05以上となることが望ましい条件である．

**この2点は押さえておきましょう**

③ そして，オッズ比の大きさをみて，影響の大きさを考える．オッズ比は必ずしも$p<0.05$となる必要はない．

# オッズ比がよくわかりません…

## オッズとは何か，から押さえていくとわかりやすいですよ

## ■ まずはオッズを理解しよう

オッズとは賭け率のことです．競馬などの賭けごとでよく聞きますね．オッズは確率 $p$ を使って $\dfrac{p}{1-p}$ と表し，$0 \leqq$ オッズ $< \infty$ の範囲をとります．

表2で例を示しましょう．転倒なし・ありと，入院歴なし・ありの分割表を示しています．転倒なし群は40名，転倒あり群は20名います．こ

### 表2 オッズ・オッズ比とは？

| | | 転倒 | | 合計 |
|---|---|---|---|---|
| | | なし | あり | |
| 入院歴 | なし | 30 | 5 | 35 |
| | あり | 10 | 15 | 25 |
| 合計 | | 40 | 20 | 60 |

表中の数字は人数．

| | | 転倒 | | 
|---|---|---|---|
| | | なし | あり |
| 入院歴 | なし | 75% | 25% |
| | あり | 25% | 75% |
| 合計 | | 100% | 100% |

表中の数字は転倒なし・あり群それぞれの合計人数に対する%値．

| 転倒なし群の入院歴あり・なしオッズ | 0.3333倍 |
|---|---|
| 転倒あり群の入院歴あり・なしオッズ | 3倍 |
| 転倒あり群のなし群に対する入院歴あり・なしのオッズ比は | 9倍 |

の人数を，表2下のように転倒なし群の合計人数と転倒あり群の合計人数それぞれに対する割合（％）で表します．

転倒なし群の入院歴あり・なしオッズは，$\frac{10}{30} = \frac{0.25}{0.75}$（＝25％÷75％）≒0.3333倍となります．かたや転倒あり群の入院歴あり・なしオッズは，$\frac{15}{5} = \frac{0.75}{0.25}$（＝75％÷25％）＝3倍となります．分母と分子を逆にして計算すると値が逆転しますので，解釈を逆にします．転倒なしの者のうち，入院歴ありの者はなしの者の0.3333倍となります．転倒ありの者のうち，入院歴ありの者はなしの者の3倍となります．転倒したことのない者だけで考えると，入院歴なしに対して入院歴ありは0.3333倍なので減ることになりますし，転倒したことのある者だけでみると，入院歴なしに対して入院歴ありは3倍なので増えることになります．

## ■オッズ比の登場

これだけでも何となく理解できそうですが，転倒ありの者は転倒なしの者に対して入院歴ありがどれくらい多いのか，はわかりません．そこでオッズの比を計算するわけです．それがオッズ比です．表2の例であれば，

転倒あり群の転倒なし群に対する入院歴あり・なしオッズ比
$$= \frac{3}{0.3333} ≒ 9倍$$

これがオッズ比です．オッズ比の欠点は，9倍と数値だけ出されてもピンときにくいことです．表2を見せてもらえばわからないでもないですが，オッズ比だけを提示されてもどこがどのように9倍なのかは理解できないのです．

## ■オッズ比とは何か

オッズ比について，もう少しかみ砕いて説明します．前述したとおり，オッズ比は9倍というふうに，倍数で表されます．しかし，実際には「何の何に対して9倍なのだろうか？」という疑問が湧きます．

表3Aはオッズ比9倍の例ですが，何が9倍なのか？と考え込んでしまうでしょう．

## 表3　オッズ比のイメージ

**A** オッズ比が9倍となる例

| | | 転倒 | | 合計 |
|---|---|---|---|---|
| | | なし | あり | |
| 入院歴 | なし | 30 | 5 | 35 |
| | あり | 10 | 15 | 25 |
| 合計 | | 40 | 20 | 60 |

表中の数字は人数
- 転倒なし群のうち，入院歴ありは入院歴なしの0.3333倍（オッズ）
- 転倒あり群のうち，入院歴ありは入院歴なしの3倍（オッズ）
- 転倒なし群に対する転倒あり群の入院歴ありは9倍（オッズの比）

**B** Aと同じくオッズ比が9倍となる例

| | | 転倒 | | 合計 |
|---|---|---|---|---|
| | | なし | あり | |
| 入院歴 | なし | 30 | 30 | 60 |
| | あり | 10 | 90 | 100 |
| 合計 | | 40 | 120 | 160 |

表中の数字は人数
- 転倒なし群のうち，入院歴ありは入院歴なしの0.3333倍（オッズ）
- 転倒あり群のうち，入院歴ありは入院歴なしの3倍（オッズ）
- 転倒なし群に対する転倒あり群の入院歴ありは9倍（オッズの比）

**C** Aと同じくオッズ比が9倍となる例

| | | 転倒 | | 合計 |
|---|---|---|---|---|
| | | なし | あり | |
| 入院歴 | なし | 30 | 20 | 50 |
| | あり | 10 | 60 | 70 |
| 合計 | | 40 | 80 | 120 |

表中の数字は人数
- 転倒なし群のうち，入院歴ありは入院歴なしの0.3333倍（オッズ）
- 転倒あり群のうち，入院歴ありは入院歴なしの3倍（オッズ）
- 転倒なし群に対する転倒あり群の入院歴ありは9倍（オッズの比）

**D** オッズ比が9倍となる例

| | | 転倒 | | 合計 |
|---|---|---|---|---|
| | | なし | あり | |
| 入院歴 | なし | 5 | 3 | 8 |
| | あり | 10 | 54 | 64 |
| 合計 | | 15 | 57 | 72 |

表中の数字は人数
- 転倒なし群のうち，入院歴ありは入院歴なしの2倍（オッズ）
- 転倒あり群のうち，入院歴ありは入院歴なしの18倍（オッズ）
- 転倒なし群に対する転倒あり群の入院歴ありは9倍（オッズの比）

　　ここからの説明は，ゆっくり，一文ごとに何度も読み返して理解してから次の文を読んで理解してください．

> 理解せずに先に進まないように！

　　転倒なし群に注目して，入院歴なしとありの人数の比，つまり〝転倒な

し群の入院歴なしに対する入院歴ありのオッズ"を計算します.

"転倒なし群の入院歴なしに対する入院歴ありのオッズ"は，転倒なし群のうち入院歴なしの人数を分母，入院歴ありの人数を分子にしたとき，

転倒なし群の入院歴なしに対する入院歴ありのオッズ

$$=\frac{転倒なし群の入院歴ありの人数}{転倒なし群の入院歴なしの人数}=\frac{10人}{30人}≒0.3333$$

となります（**表3A**をよく見てください）.

かたや，"転倒あり群の入院歴なしに対する入院歴ありのオッズ"は，転倒あり群のうち入院歴なしの人数を分母，入院歴ありの人数を分子にしたとき，

転倒あり群の入院歴なしに対する入院歴ありのオッズ

$$=\frac{転倒あり群の入院歴ありの人数}{転倒あり群の入院歴なしの人数}=\frac{15人}{5人}=3$$

となります.

オッズ比が9倍ということは，

$$\frac{転倒なし群の入院歴ありの人数10人}{転倒なし群の入院歴なしの人数30人}(≒0.3333)×9（倍）$$

$$÷\frac{転倒あり群の入院歴ありの人数15人}{転倒あり群の入院歴なしの人数5人}=3$$

が成り立ちます．ここで，

$$\frac{転倒なし群の入院歴ありの人数■人}{転倒なし群の入院歴なしの人数◆人}(≒0.3333)×9（倍）$$

$$÷\frac{転倒あり群の入院歴ありの人数▲人}{転倒あり群の入院歴なしの人数▼人}=3$$

のうち，■，◆のいずれか，かつ▲，▼のいずれかが決まると，すべての■，◆，▲，▼が決定します.

たとえば，◆=30人，▼=30人だとすれば，

$$\frac{転倒なし群の入院歴ありの人数■人}{転倒なし群の入院歴なしの人数30人}(≒0.3333)×9（倍）$$

$$÷\frac{転倒あり群の入院歴ありの人数▲人}{転倒あり群の入院歴なしの人数30人}=3$$

■＝10人，▲は90人となります（**表3B**の状態です）.

　もう一つ，たとえば，◆＝30人，▼＝20人だとすれば……，■＝10人，▲＝60人となります（**表3C**の状態です）.

　要は一方の群の入院歴あり・なし人数のいずれか1つと，他方の群の入院歴あり・なし人数のいずれか1つ，そしていずれか1群のオッズ，ならびにオッズ比がわかると，すべての人数が計算できます．2群のオッズといずれかの1つの人数がわかる場合も計算可能です.

　たとえば，オッズ比9倍といわれたとき，転倒なし群の入院歴なしに対する入院歴ありのオッズが2，転倒なし群・入院歴ありの人数が10人，転倒あり群・入院歴なしの人数が3人だったとすれば，

$$\frac{\text{転倒なし群の入院歴ありの人数10人}}{\text{転倒なし群の入院歴なしの人数◆人}}(\fallingdotseq 2) \times 9\ （倍）$$

$$\div \frac{\text{転倒あり群の入院歴ありの人数▲人}}{\text{転倒あり群の入院歴なしの人数3人}} = 18$$

なので，◆＝5人，▲＝54人と計算できます（**表3D**の状態です）.

　このように，オッズ比とは（当たり前の話ですが），一方の群の他群に対するオッズの倍数になっていると考えてください．Excelで**表3**のように自動計算される分割表をつくって，いろいろと数値を変えてみるとよいでしょう.

　以上の説明は，分割表データの計算例です．年齢などの間隔・比率尺度のデータではどうやって計算するのだろう？という疑問もあるかもしれませんが，基本は同じです．ちょっと難しくなるので，「よくわからないけど，こんな感じで計算しているんだろうな……」程度の理解で十分です.

　あとは，前にも書きましたが，再度注意しておきます．分子，分母を逆にして計算すると，オッズ比は逆数で出力されます．オッズ比3倍の逆数は$\frac{1}{3}$倍，オッズ比0.2倍のときは，$\frac{1}{0.2} = 5$倍です．逆数であっても意味は同じなので，どちらで計算しても間違いではありません.

# 多重ロジスティック回帰分析の後，行うべきステップはありますか？

従属変数と独立変数の関係や，独立変数どうしの関係を，グラフ・分割表で確認しましょう

多重ロジスティック回帰分析を行った後は，以下の手順は行っておく必要があります．可能であれば，論文などには掲載することをお勧めします．

## ■従属変数と独立変数の関係をグラフ・分割表で確認する

従属変数と有意に影響した独立変数の関係を，グラフ，分割表で確認するとよいでしょう． 質問3 の例では握力と運動習慣が影響していたので，それぞれグラフ，分割表で表してみました（図6）．観察すると，転倒なしの群に握力が強い者が多いようですし，運動習慣の頻度が高い者も多いようです．

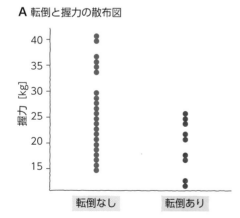

**A** 転倒と握力の散布図

**B** 転倒と運動習慣の分割表

|  |  | 転倒 | |
|---|---|---|---|
|  |  | なし | あり |
| 運動習慣 | 0日 | 25 | 9 |
|  | 1日 | 4 | 4 |
|  | 2日 | 2 | 3 |
|  | 3日 | 10 | 0 |
|  | 4日 | 17 | 0 |
|  | 5日 | 1 | 0 |
| 合計 |  | 59 | 16 |

表中の数字は人数.

図6 転倒の有無とそれに影響した変数のグラフ・分割表

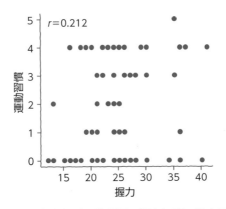

図7　独立変数（運動習慣と握力）間の散布図

## ■独立変数どうしの関係をグラフ・分割表で確認する

　選ばれた独立変数間の関係もグラフで確認しておけばよいでしょう．注意すべきは，　質問2　でお話しした多重共線性です．もし，関連が強い独立変数があれば，多重共線性が発生している可能性もあります．多重共線性が発生している場合は，どちらかの変数を削除して，再解析しなければなりません．

　図7は　質問3　の解析で選ばれた独立変数（運動習慣と握力）間の散布図です．この図をみるかぎりでは，特に強い関連が認められるようには思えません．実際にSpearman（スピアマン）の順位相関係数（$r$）も小さい値となっています．

## ■オッズ比が異常なときは欠損例を疑う

　表4では，"毎日朝食を食べるか"のオッズ比が異常に高くなっています．95％信頼区間（　参照　実践編9講 質問2）も0～Inf（＋∞）になっています．こうした結果を得たときは，データに問題があります．　質問2　で述べた図4のような問題が起こっている可能性があります．

　しかし，この対処法は明確にされていないので，散布図や分割表を掲載して異常な結果となった理由を示すか，解析から除外して再解析するかの

表4　オッズ比が異常な値をとる例

|  | オッズ比 | 95％信頼区間 | | p |
|---|---|---|---|---|
|  |  | 下限 | 上限 |  |
| (Intercept) | 0.000 | 0 | Inf | 0.995 |
| 握力 | 0.859 | 0.756 | 0.977 | 0.021 |
| 運動習慣 | 0.609 | 0.382 | 0.971 | 0.037 |
| 毎日朝食を食べるか | 10360650 | 0 | Inf | 0.994 |

いずれかしかありません[※3].

### おわりに
# 論文での書き方例です

　論文には，最低限，①モデル$\chi^2$検定の結果（p値），②各独立変数のオッズ比，③Hosmer-Lemeshow検定の結果（p値）を掲載します．もし紙面に余裕があれば，④各独立変数のp値，⑤オッズ比の95％信頼区間も掲載すればよいでしょう．

▶ 書き方例 ▶

　　地域在住の高齢者75名を対象として，過去1年間に転倒した者，転倒しなかった者に分けた結果，転倒群（転倒した者）は16名，転倒なし群（転倒しなかった者）は59名であった．
　　また対象者75名の利き腕側の握力を測定し，運動習慣（1週間の平均運動日数）も聴取した．転倒の有無に対して，握力と運動習慣が影響するかどうか知るために，従属変数を転倒有無，独立変数を握力，運動習慣とした多重ロジスティック回帰分析を適用した．
　　解析の結果は表のとおりであった．モデル$\chi^2$検定の結果は有意であり，握力と運動習慣が影響していた．Hosmer-Lemeshow検定の結果は有意

---

※3：欠損によるオッズ比の異常に対しては，近年，対処法が考案されています．しかし，いまだ一般的ではないため，今後の開発を待たねばなりません．

ではなく，解析結果は適合していないとはいえない結果であった．

表 転倒の有無に影響する因子の結果

| | オッズ比 | 95％信頼区間 | | Wald検定 $p$ |
| --- | --- | --- | --- | --- |
| | | 下限 | 上限 | |
| (Intercept) | 15.555 | 0.937 | 258.336 | 0.056 |
| 握力 | 0.856 | 0.754 | 0.973 | 0.017 |
| 運動習慣 | 0.623 | 0.393 | 0.989 | 0.044 |

モデル $\chi^2$ 検定　$p<0.01$
Hosmer-Lemeshow検定　$p=0.315$

　各独立変数に付記した $p$ 値（Wald検定の結果）は，掲載してもしなくてもどちらでも構いません．学会抄録であれば，表の掲載は不可能ですので，以下のように書けばよいでしょう．

**書き方例**

　地域在住の高齢者75名を対象として，過去1年間に転倒した者，転倒しなかった者に分けた結果，転倒群（転倒した者）は16名，転倒なし群（転倒しなかった者）は59名であった．

　また対象者75名の利き腕側の握力を測定し，運動習慣（1週間の平均運動日数）も聴取した．転倒の有無に対して，握力と運動習慣が影響するかどうか知るために，従属変数を転倒有無，独立変数を握力，運動習慣とした多重ロジスティック回帰分析を適用した．

　解析の結果，モデル $\chi^2$ 検定の結果は $p<0.01$ で有意であり，握力と運動習慣が影響した．Hosmer-Lemeshow検定の結果は $p=0.315$ で有意ではなく，解析結果は適合していないとはいえない結果であった．

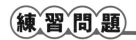

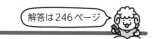

解答は246ページ

脳卒中片麻痺患者27名を対象として，退院時歩行が自立した者17名，自立しなかった者10名の群分けに対して，下肢のブルンストロームステージ（Br. Stage）と年齢が影響するかを知るために，多重ロジスティック回帰分析を適用しました．その結果は，表Aのとおりとなりました．

この結果をみて，以下の点を考えてください．

### 表A　歩行自立・非自立に影響する因子の結果

| | オッズ比 | 95％信頼区間 | | Wald検定 $p$ |
|---|---|---|---|---|
| | | 下限 | 上限 | |
| (Intercept) | 0.009 | 0.000 | 6.757 | 0.163 |
| 下肢Br. Stage | 8.089 | 1.558 | 41.987 | 0.013 |
| 年齢 | 0.930 | 0.851 | 1.016 | 0.107 |

モデル$\chi^2$検定　$p<0.01$
Hosmer-Lemeshow検定　$p=0.824$

①この結果を，解釈してみてください．

②図Aに歩行の自立・非自立と年齢の散布図，下肢Br. Stageとの分割表を掲載しました．この結果は妥当といえるでしょうか？

**A** 歩行自立・非自立と年齢の散布図

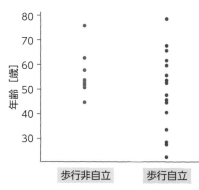

**B** 歩行自立・非自立と下肢Br. Stageの分割表

| 下肢Br. Stage | 非自立 | 自立 |
|---|---|---|
| Ⅲ | 5 | 0 |
| Ⅳ | 2 | 5 |
| Ⅴ | 3 | 7 |
| Ⅵ | 0 | 5 |
| 合計 | 10 | 17 |

※表中の数字は人数．

図A　歩行自立非自立と各独立変数との関係

## 文 献

1）「医学研究における実用統計学」（Altman DG/著　木船義久, 佐久間 昭/訳）, サイエンティスト社, 1999

2）「新版 ロジスティック回帰分析―SASを利用した統計解析の実際」（丹後俊郎, 他/著）, 朝倉書店, 2013

3）Hauck WW, Donner A：Wald's Test as Applied to Hypotheses in Logit Analysis. J Am Stat Assoc, 72：851-853, 1977

4）下野嘉子：Rを用いた一般化線形モデル（回帰係数編）―カウントデータを例に. 雑草研究, 55：287-294, 2010

5）「SPSS Advanced Statistics Release 6.xJ 日本語版」（Norusis MJ/著　エス・ピー・エス・エス株式会社/訳）, エス・ピー・エス・エス株式会社, 1993

6）「The Comprehensive R Archive Network」（The R Foundation）（https://cran.r-project.org/）

7）「Rコマンダーのインストール」（長崎県立大学シーボルト校看護栄養学部栄養健康学科 竹内昌平）（http://plaza.umin.ac.jp/~takeshou/R/Rcmdrinst.html）

8）「改変Rコマンダー」（対馬栄輝研究室）（http://personal.hs.hirosaki-u.ac.jp/~pteiki/research/stat/R/）

# 8講 検査値の指標
## 感度・特異度・ROC

## 👉Point

- 感度と特異度は，検査結果の精度を示す指標であり，それぞれ高いほど精度が高い検査であることを示す

- 感度と特異度はいずれも有病率などの影響を受けるため，検査結果が陽性でも真に陽性とは限らない

- 縦軸に感度，横軸に「1−特異度」をとって示した曲線がROC曲線であり，曲線下面積が大きいほど良好な判定指標になる

- 陽性か陰性かの判断は，ROC曲線の最も左上に近い点を基準とするのが適切とされ，そのポイントをカットオフ値という

### この講でできるようになること

#### Step1 分割表で集計を行い，精度に関する指標を判断

確認する指標として，感度，特異度，陽性的中率，陰性的中率を算出する．

#### Step2 ROC曲線を描く

ROC曲線は，縦軸に感度，横軸に「1−特異度」を示した曲線である．

#### Goal カットオフ値を判断する

グラフの左上の隅に近い数値をカットオフ値とし，ROC曲線の下側の面積を適合性の指標とする．

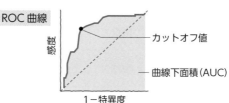

# 感度, 特異度とは何ですか?

ある検査における判定の精度についての指標です

## ■陽性, 陰性と偽陽性, 偽陰性

**感度**ならびに**特異度**は, ある検査における判定の精度についての指標です. ここではわかりやすく疾患がある場合を**陽性**, 疾患がない場合を**陰性**とします. 感度とは, 疾患ありを正しく陽性と判定できる指標であり, 特異度とは, 疾患なしを正しく陰性と判定できる指標です.

表1で示す分割表をみてみましょう. aは陽性の人を正しく疾患ありと判断しています. 一方, dは陰性の人を正しく疾患なしと判断しています. 実際の判断においては, すべてが正しく判断できるとはかぎりません. 陽性であるにもかかわらず疾患なしと判断されるcが生じます. このcは誤って疾患なしと判断されており**偽陰性**といいます. また, 陰性であるにもかかわらず疾患ありと判断されるbも生じます. このbは誤って疾患ありと判断されており**偽陽性**といいます.

## ■感度について詳しく

実際に陽性である人が正しく疾患ありと判断された割合である$\dfrac{a}{a+c}$を

### 表1 分割表

| | | 真の状態 | | 計 |
| --- | --- | --- | --- | --- |
| | | 疾患あり | 疾患なし | |
| 検査結果 | 陽性 | a<br>(陽性) | b<br>(偽陽性) | a+b |
| | 陰性 | c<br>(偽陰性) | d<br>(陰性) | c+d |
| 計 | | a+c | b+d | a+b+c+d |

感度といいます．すなわち，感度が高い検査は見落としが少ない検査ということを示します．そして，感度が高い場合には，誤って疾患なしと判断される偽陰性は少なくなります．

## ■特異度について詳しく

実際に疾患なしである人が正しく疾患なしと判断された割合である$\dfrac{d}{b+d}$を特異度といいます．すなわち，特異度が高い検査は過剰に疾患ありと判断することが少ない検査ということを示しています．そして，特異度が高い検査では，誤って疾患ありと判断される偽陽性は少なくなります．

## ■真に陽性・陰性である確率にも注意

感度・特異度と同時に，陽性と判断したときに真に疾患ありである確率（陽性的中率：$\dfrac{a}{a+b}$），陰性と判断したときに真に疾患なしである確率（陰性的中率：$\dfrac{d}{c+d}$）についても確認することが大切です．

## ■なりやすさの指標＝尤度比も要確認

精度の高い検査を行った場合，次に関心が集まるのは，疾患を有していた場合，何倍，陽性になりやすいかということです．そのなりやすさの指標として用いられるのが尤度比です．尤度比のなかでも特に陽性尤度比について確認しておきましょう．

陽性尤度比は，陽性の人が正しく疾患ありと判断された割合を，陰性の人が誤って疾患ありと判断された割合で割った比のことを示します．陽性尤度比は，$\dfrac{a}{a+c} \div \dfrac{b}{b+d}$で求められます．

**質問2**

# 感度・特異度の解釈をするとき，注意点はありますか？

発生がまれな事象では陽性的中率が下がるので注意しましょう

表2　感度と特異度のシミュレーション（100万人対象）

**A** 有病率1％の場合

| | | 真の状態 | |
|---|---|---|---|
| | | 疾患あり | 疾患なし |
| 検査結果 | 陽性 | 9,990 | 990 |
| | 陰性 | 10 | 989,010 |
| 計 | | 10,000 | 990,000 |

**B** 有病率0.1％の場合

| | | 真の状態 | |
|---|---|---|---|
| | | 疾患あり | 疾患なし |
| 検査結果 | 陽性 | 999 | 999 |
| | 陰性 | 1 | 998,001 |
| 計 | | 1,000 | 999,000 |

　判断指標が適切なものであることを示すには，感度・特異度ともに高い数値を示すことが大切になってきます．しかしながら，感度・特異度ともに，そもそもの有病率の影響を受ける指標でもあります．

　発生がまれな事象については，解釈時に注意が必要です．100万人を対象として，感度99.9％，特異度99.9％と仮定した場合，有病率1％の場合と有病率0.1％の場合とを比較したシミュレーション結果をみてみましょう．

　有病率1％の**表2A**の場合には，陽性的中率は約91％（$\frac{9990}{9990+990}=0.9098$）となりますが，有病率0.1％の**表2B**の場合の陽性的中率は50％（$\frac{999}{999+999}=0.5$）と低い値となります．このようにいくら感度ならびに特異度が高くても，有病率が低い場合には陽性的中率が下がりますので，検査結果が陽性と出たとしても，追加の精密検査を行い確定させていくことが必要です．

質問3
# カットオフ値とは何ですか？

数値を基準に陽性・陰性などを判断する場合，判断基準となる数値のことです

　陽性・陰性などを判断する検査のなかには，検査結果が名義尺度ではな

く，順序尺度，間隔尺度，比率尺度といった数値で示されるものがあります．例えば，長谷川式簡易知能評価スケールで20点以下ながら認知症を疑うというようなものです．数値を基準に陽性・陰性などを判断する場合には，判断基準となる数値を検討することが必要です．このときの判断基準となる数値を**カットオフ値**といいます．

**質問4**

# ROC曲線とは何ですか？

**カットオフ値を求める際，参考にする曲線のことです**

カットオフ値を求めるときには，**ROC曲線**（図1）を参考にします．陽性・陰性などの2段階に分けられる数値をもとに，その数値で判定した場合の感度を縦軸に，「1－特異度」を横軸にとって曲線を作成します．この曲線のことをROC（Receiver Operating Characteristic：受診者動作特性）曲線とよびます．

通常，ROC曲線は，左上の隅に向かって膨らみをもった曲線となります．ROC曲線の下側の面積を**曲線下面積**（**AUC**：Area of Under

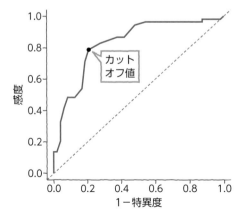

図1　ROC曲線

Curve）といい，この面積が大きい指標の検査がより適切なものとされます．AUCが0.5よりも小さい場合には，グラフが右下に向けて膨らんでいるため，カットオフ値として適切な数値を示すことができません．ROC曲線のグラフにおいて，左上の隅により近い数値をカットオフ値とします（図1）．

## 質問5
# ROC曲線の描き方を教えてください

判断する指標と判断結果のデータを用意し，統計ソフトを使って描きます

### ■データの用意

以降では，改変Rコマンダーを使用する前提で説明します．

転倒リスクを判断する指標を開発したという事例で考えてみましょう．用意するデータは，判断する指標と判断結果の2列が存在すれば問題ありません．転倒リスクの判断においては，実際に転倒するかどうかの確認が難しいため，「転倒指標が○点以下なら，過去3カ月間で転倒経験がある」というような仮説をもとに検討することになります．したがって，解析に用いる変数としては，図2のような形式のデータセットを用意します．転倒経験として「0：転倒経験なし，1：転倒経験あり」ということにします．Rコマンダーでの解析の都合上，0と1のデータのままで処理を進めます．

### ■Rコマンダーでの解析

データセットが読み込まれたら，［統計量］→［ROC］→［AUCの検定（詳細なcutoffも出力）］を選択します（図3）．

続いて，従属変数と独立変数を選択します（図4）．デフォルトでは1列

| | A | B | C |
|---|---|---|---|
| 1 | case | 転倒指数 | 転倒経験 |
| 2 | 1 | 21 | 0 |
| 3 | 2 | 20 | 1 |
| 4 | 3 | 19 | 0 |
| 5 | 4 | 25 | 0 |
| 6 | 5 | 20 | 1 |
| 7 | 6 | 28 | 1 |
| 8 | 7 | 16 | 0 |
| 9 | 8 | 21 | 1 |
| 10 | 9 | 17 | 1 |
| 11 | 10 | 26 | 1 |

図2　ROC曲線を求めるためのデータセット

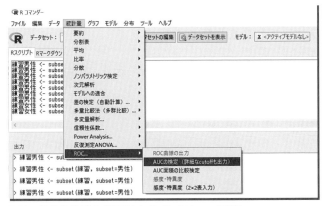

図3　ROC曲線を描画のためのメニュー選択

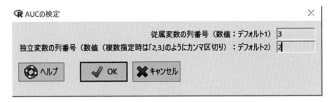

図4　従属変数と独立変数の選択

目に従属変数が，2列目に独立変数が入っていることになっていますが，データセットに合わせて数値を入れ替える必要性があります．今回は，従属変数が転倒経験，独立変数が転倒指標になりますので，順に3列目と2列目を指定します．ROC曲線を描く場合の従属変数とは，「転倒経験あり群」と「転倒経験なし群」のように2群に区別する変数が該当し，そのための指標が独立変数ということになります．

**質問6**
# ROC曲線を求めた結果はどう解釈すればよいですか？

曲線下面積（AUC）の数値やROC曲線の形状を見て，適切なグラフかどうかを判断しましょう

　結果としては，ROC曲線がRコマンダーの出力欄に表示されるとともに（図5），もう一つのウィンドウであるRguiのウィンドウに描画されます（図6）．

　表示される指標としては，ROC曲線の曲線下面積AUCならびにその95％信頼区間，カットオフ値，感度，特異度，陽性的中率，陰性的中率です．AUCが0.8275と0.5を超えており，ROC曲線も左上側に膨らんでいるので，このまま解釈することが可能です．カットオフ値は「説明変数が1変数の場合の最適カットオフ値」の20.49788となります．この値を超えた場合，事象が発生しやすいことを意味し，今回の結果では，転倒の可能性ありと判断します．

```
> ROCtest（転倒リスク ROC 曲線 ,2,c(1)）
$`ROC 曲線の曲線下面積 AUC（C 統計量とも呼ばれる）`
Area under the curve: 0.8275

$`曲線下面積 AUC の 95% 信頼区間 `
95% CI: 0.7444-0.9106 (DeLong)

$ 回帰分析モデル上のカットオフ値
threshold
0.5421467

$`説明変数が 1 変数の場合の最適カットオフ値（説明変数が複数ある場合は無視）`
threshold
 20.49788

$`感度（% 表記なら 100 倍）`
sensitivity
 0.7884615

$`特異度（% 表記なら 100 倍）`
specificity
 0.7916667

$`陽性的中率（positive predictive value）`
    ppv
0.8039216

$`陰性的中率 NPV（negative predictive value）（% 表記なら 100 倍）`
    npv
0.7755102
```

**図5　ROC曲線の出力結果**

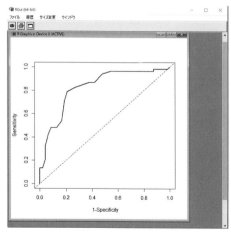

**図6　描画されたROC曲線**

R コマンダーの例.

## おわりに
# 論文での書き方例です

　結果を論文で記載する際には，ROC曲線を示すとともに，AUCの値とカットオフ値を示すことが必要です．また，そのカットオフ値で判断した場合の感度と特異度についても示します．

---

**書き方例** ▶

　転倒経験の有無を従属変数とし，転倒指数によって転倒の可能性の有無を判断するカットオフ値を検討するためROC曲線を描画した（図）．その結果，ROC曲線の曲線下面積は0.8275となり，左上側に凸の曲線を描くことができた．ROC曲線からカットオフ値を判断していくと20.5がカットオフ値として適切な値となった．20.5をカットオフ値とした場合の感度は78.8％であり，特異度は79.2％であった．

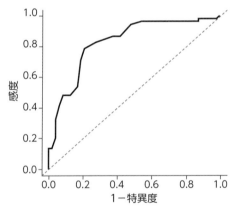

図　転倒の可能性の有無を判断する転倒指数
　　のROC曲線

---

図Aに示す統計処理の結果は，試験の合否を予測するROC曲線とROC曲線から判断されるカットオフ値などの統計指標です．解釈について考えてください．

なお，点数が高いほうが成績がよく，合格する可能性ありと判断する指標とします．

- ROC曲線の曲線下面積AUC：0.9488
- カットオフ値：166.5496
- 感度：0.9
- 特異度：0.85
- 陽性的中率：0.8571429
- 陰性的中率：0.8947368

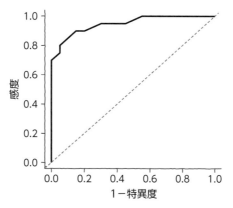

図A　試験の合否を予測するROC曲線

# ちょっと高度な説明
## 95％信頼区間，効果量，サンプルサイズの設計，検出力分析

## 👉Point

- 95％信頼区間は，差の平均や相関係数や回帰係数の推定幅のことである
- 効果量とは効果の程度を表すものである．効果の程度とは，差の程度，相関の程度，回帰係数の傾きの程度である
- サンプルサイズの設計と検出力分析は，同じ理論に基づいている

### この講でできるようになること

**Step1** 95％信頼区間を理解する

95％信頼区間をみて「もしも複数の研究者が同じ研究を行ったら，95％の研究者はこれくらいの範囲の値をとる」と推測できる．

**Step2** 効果量を理解する

効果量は，差の検定であれば差の程度，相関の検定であれば相関の程度（相関係数），回帰分析であれば影響の程度（決定係数 $R^2$）などを表すことが読み取れる．

**Step3** サンプルサイズの設計・検出力分析ができる

どちらも①第1種の過誤（＝有意水準 $\alpha$），②第2種の過誤 $\beta$，③効果量，④対象者数 $n$ の関係性で決まる．

🏁 **Goal** 必要に応じてこれらを求めることができる

**質問1**

# 95％信頼区間や効果量が何か，知っておかないとダメですか？

難しい用語ですが，これらの意味を理解しておけば，統計解析の結果を深めて解釈できますよ

**95％信頼区間**（95％ Confidence Interval）や**効果量**（Effect Size，エフェクトサイズ）は聞きなれない言葉ですが，最近，学会や論文などでよくみられるようになった用語です．なかなか難しいと思いますが，これらの用語の意味を理解しておけば，統計解析の結果を深めて解釈できます．

例えば，表1は医学論文を執筆する際の世界標準である「ICMJE統一投稿規定（2017年改訂版）」[1]から抜粋した一部です．この文章中には，信頼区間と効果量が出てきます．これは，統計解析をして結果を抄録や論文に記載する際には，*p*値の他に95％信頼区間，効果量を提示する必要性を述べています．

**9講**

ちょっと高度な説明

## 表1 「ICMJE統一投稿規定（2017年改訂版）」からの抜粋文

**Ⅳ. A. d. ⅲ. 統計**

統計手法は，元データの閲覧が可能な専門知識のある読者がその研究に対する手法の妥当性を判断し，報告された結果を検証することができるよう十分に詳述する．可能であれば，結果を定量化し，測定誤差や不確実性を表す適切な指標**（信頼区間など）とともに提示する．統計学的仮説検定（*p*値など）のみに頼ることは避ける．効果量**および推定量の精度に関する重要な情報を伝えきれないからである．研究デザインや統計手法に関する文献は，可能であれば定評のある標準的な研究をあげる（掲載ページを示すこと）．統計用語，略語，および一部を除く記号については定義を記載する．使用した統計ソフトとそのバージョンも明記する．予定された解析は，探索的解析（サブグループ解析など）から区別する．

（文献1より引用，下線・太字は著者による）

これらは何を意味するのでしょうか. またなぜ必要とされるのでしょうか. 1つずつ説明します

質問2

# 95％信頼区間とは何ですか？

「もしも複数の研究者が同じ研究を行ったら, 95％の研究者はこれくらいの範囲の値をとる」と推測できる範囲のことです

## ■95％信頼区間はなぜ明記しなければいけないのか

　95％信頼区間は, まともに説明すると専門的な知識がなければ理解の難しい用語です. 「そんなに難しいことを統計の専門家でもないわれわれに書けというのはおかしいのではないか」と思うかもしれません. 確かに, そのとおりです. しかし, 理解もできやしないのに書かなければならない理由はあると思います.

### ●理由その1

　理由の1つは, 統計解析をどのように考えて研究したかを示せることです. ルールに忠実に記載する人と, ルールなんて度外視して$p$値だけを提示すればそれでいいだろう, という態度で記載している人では, 研究に対する心構えも, そのように評価されるのではないでしょうか.

### ●理由その2

　もう1つは, 正確に詳細に結果を記載しておくことで（本来はあってはならないのでしょうが）, 記載している本人は理解できなくても, 読んだ人が解釈して, 何かの役に立つかもしれません. そう考えると, わからないから書かなくてよいとはいえないのではないでしょうか.

それにしても理解できないことを書くというのは納得できない……と思う方も多いはずです．簡単に解説しておきます．

## ■95％信頼区間の考え方

　例として，握力の平均が30.0 kg，標準偏差が5.0 kgという架空の正規分布に従う母集団$n=\infty$を想像しましょう（図1）．次に，研究者を1,000人用意します．

　1人目の研究者が，この集団から無作為に，例えば100人ずつ2群（A群，B群）を取り出したとします．A群の平均が30 kg，B群の平均も30 kgで，その差は平均A－平均B＝0 kgだったとします．2人目の研究者が同じことをしたら，平均A－平均B＝5 kgだったとします．3人目は，平均A－平均B＝－5 kg（B群の平均が大きい），4人目は3 kg，5人目は－2 kgだったとします．

　この実験を100人の研究者が行ったとすれば，平均A－平均Bのデータが100個できます．そしてこの平均A－平均Bのデータは，多くが0 kgに近い値をとるはずです．なぜなら母集団の平均は30.0 kgなので，

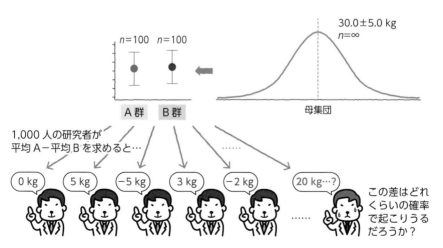

**図1　任意の母集団$n=\infty$から100人ずつ2群を取り出して群間平均の差を求めるという実験**

30.0 kgに近い握力の人が多く，30.0 kgから大きく離れている（握力が小さすぎる，大きすぎる）人は，データが正規分布に従うのであれば少ないはずだから，とんでもない差は出そうにありません．

このとき，「平均A－平均Bのデータ100個の平均」をとるため1,000人のデータをとったとしましょう．そして平均A－平均Bのデータを小さい順に並べて25番目（$\frac{25}{1,000}$＝0.025％）から975番目（$\frac{975}{1,000}$＝0.975％）の範囲が－14.1 kg～14.5 kgだったとします．これは平均A－平均Bのデータ1,000個のうち，950個のデータ，つまり中央95％のデータの範囲に該当します．

今度は場所，時間を変えて，研究者Ⅰが，平均も標準偏差も不明な正規分布に従う母集団X（$n=\infty$）から，100人ずつ2群（A群，B群）を取り出して握力を測り，平均A－平均Bを求めたとします．その結果，20 kgだったとします．この20 kgは，先の実験の95％のデータの範囲－14.1 kg～14.5 kgを超えています．そうなると，この標本の母集団Xは，先ほど述べた平均30.0 kg，標準偏差5.0 kgの母集団の中央95％の範囲外の値（5％未満）となるので，滅多に得られない平均が得られてしまいました．母集団Xは平均30.0 kg，標準偏差5.0 kgとは考えにくいな……と思うはずです．

95％信頼区間というのは，このような意味合いのものです．もちろん，厳密にはもう少し面倒な理論を考えないとだめなのですが，およそこんな感じと覚えておけばよいでしょう．

## ■95％信頼区間は，推測としての信頼区間である

1,000人の研究者を連れてこなくても，1人の研究者が得たA群10人とB群10人程度のデータからでも，あれこれ面倒な理論を使って「95％の範囲（信頼区間）はこれくらいです」と算出されます．データをとって95％信頼区間をとると，「もしも複数の研究者が同じ研究を行ったら，95％の研究者はこれくらいの範囲の値をとるのだ」と推測できます．

● なぜ95％？

余談になりますが，「なぜ95％なのでしょうか？ 99％はだめなのでしょうか？」と思う人がいるかもしれません．確かに90％信頼区間とか，95％信頼区間とか，99％信頼区間のように表記されることもあり，95％に決まっているわけではありません．しかし，5％有意水準が慣例として使われる現状では，95％信頼区間を使用するのが一般的なようです．

**質問3**

# 95％信頼区間はどのように求めればよいですか？

統計ソフトを用いて求めることができます

## ■95％信頼区間を求める手順をみていこう

95％信頼区間の意味は，何となくわかったかと思います．この"何となく"でも十分なのですが，以降で実例をあげて説明しますので，より理解を深めてください．

● 差の検定の例

まずは，差の検定の例をあげます．図2は，健常な男性13名，女性23名を対象として，平均身長に差があるかをR3.5.1[2]（無料統計ソフト）を使って2標本$t$検定を行い調べた結果です．図2❶をみれば$p<0.05$かつ$p<0.01$なので，男女の平均身長には有意な差があると判断できます．

図2❷には，男女2群の平均が出力されています．男性が170.9308 cm，女性が158.7065 cmで約12 cmの差があります．「結構，差があるな……」と感じるでしょうか．ここで，身の回りの男女を集めて平均身長の差を調べたときに，12 cmの差となるか，よく考えてみましょう．もちろん，年齢は同じくらいと仮定してです．

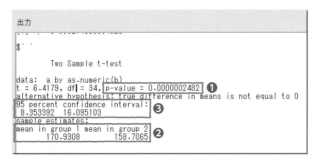

**図2 統計ソフトRによる2標本t検定の結果**

　理論的には対象者から得られた標本平均は，$n=\infty$の母集団平均と一致する確率が最も高いので，おそらく身の回りの男女の平均身長を測って差を求めても，その値は12 cm付近になると推測できます．違う地域の誰かが測っても，その差は12 cm付近になるはずです．大きく違うことはめったにありません．それでは，その"12 cm付近"というのはどれくらいまで許されるか，です．

　図2❸は95％信頼区間です．これは，同じ研究をした者の95％がとる範囲といえます．この例では，8.353392〜16.095103 cmと解釈できます．つまり，この研究の平均身長の差は12 cmぐらいだが，同じ測定を行った者がいる場合に，95％の者は最低8.353392 cm，最高で16.095103 cmの差となるだろうという意味です．どこか違うところの研究者が同じ測定をしても，95％は身長差が8.353392〜16.095103 cmの範囲に入るはずと予想できます．

　この範囲は有意義でしょうか．平均身長が最低でも約8.35 cm違うのであれば，臨床的にみても差があると認めてよいと考えるでしょう．この最低8.35 cmの差を大きいと考えるか小さいと考えるかは，そのデータの性質，研究者の公平な考え方によって変わります．人間の身長であれば大きな差でしょうが，有意差があったとしても，このデータがビルの高さの差であればほんのわずかな差でしかありません．

```
出力
-2.177 -3.032 -1.323  0.436

$判定
[1] "シャピロ・ウィルクの正規性検定の結果，2標本とも正規分布で

> with(立位体前屈データ, cor.test(身長, 体重, alternative="tw

        Pearson's product-moment correlation

data: 身長 and 体重
t = 7.0838, df = 34, p-value = 0.000000035  ❶
alternative hypothesis: true correlation is not equal to 0
95 percent confidence interval:  ❸
 0.5942867 0.8779240
sample estimates:
      cor       ❷
0.7720785
```

**図3　統計ソフトRによる相関係数の検定結果**

● **相関係数の例**

　相関係数の95％信頼区間も計算できます．図3は同じくR3.5.1を使用した身長と体重の相関係数の検定の結果です．図3❶は $p$ 値で，$p<0.01$ となり有意な相関があります．相関係数は図3❷の $r=0.7720785$ です．身長と体重は，かなり強い相関があります（**参照** 実践編1講 表1）．多くはここまでの解釈で終了です．

　試しに95％信頼区間（図3❸）をみてみると，$r=0.5942867$〜$0.8779240$ となっています．最低で $r\fallingdotseq0.594$ です．それでもかなり相関があると判断してよさそうです．この場合は，身長と体重の相関係数は $r\fallingdotseq0.772$ で有意（$p<0.01$）であり，かつ95％信頼区間の低い値でも $r\fallingdotseq0.594$ なので，かなり相関があると判断してもよいと考えます．

■ **95％信頼区間が求められる統計手法**

　このように95％信頼区間は，差の検定だけではなく，相関係数の95％信頼区間，回帰係数の95％信頼区間も計算できます．またほとんどの統計ソフトで出力されますので，わざわざ計算する必要はありません．

**質問4**

# どんな検定でも95％信頼区間が計算できますか？

いいえ．正規分布に従うデータのパラメトリック検定に限って出力されます

## ■95％信頼区間が計算できる検定・できない検定

　95％信頼区間を解釈することで，単に有意な差があったとか，有意な相関関係にあったという判断だけではなく，"程度"も解釈できます．しかも，推定できるのです．したがって，検定を行った後は，95％信頼区間もみておいたほうがよいわけです．

　ところが，どんな検定でも95％信頼区間が計算されるわけではありません．平均と標準偏差（SD）が使える<u>正規分布に従うデータのパラメトリック検定にかぎり出力されます</u>[※1]．

　正規分布に従わないデータに対して適用されるノンパラメトリック検定では，95％信頼区間が出力されません．差の程度を推測することはできないというわけです．その点が，何とか正規分布に従うデータはできるだけパラメトリック検定を適用させたい理由でもあるのです（**参照** 基礎編4講 ※1）．

**質問5**

# $p<0.05$だったら，95％信頼区間も有効な差と解釈してよいですか？

いいえ．差の大きさと$p$値の大きさは関係がないので，95％信頼区間の値が有効かどうか，判断することが必要です

---

※1：しかし，パラメトリック検定であればすべて出力されるわけでもありません．

```
出力

> with(立位体前屈データ, (t.test(体前屈1回目, 体前屈2回目, alternativ
+ paired=TRUE)))

        Paired t-test

data: 体前屈1回目 and 体前屈2回目
t = -3.9849, df = 35, p-value = 0.0003261  ❶
alternative hypothesis: true difference in means is not equal to 0
95 percent confidence interval:  ❸
 -1.7610214 -0.5723119
sample estimates:
mean of the differences  ❷
         -1.166667
```

**図4　統計ソフトRによる対応のある t 検定の結果**

## ■ p < 0.05 のワナ

　95％信頼区間が推測の意味をもつことは説明しましたが，図4のような，ちょっと納得しづらい例もあります．これは36人の健康な若年男女を対象として立位体前屈を測ったデータの差の検定の結果です．

　立位体前屈は2回測り，1回目と2回目の測定値どうしに有意差があるか検定を行っています．図4❶は p 値です．$p < 0.01$ でかなり小さくなっています．もしや大きな差があるのではないだろうかと思うのですが，差の大きさと p 値の大きさは関係がないので，実際の差は図4❷の－1.166667 cm です．立位体前屈は1回目が小さい値で，2回目が大きい（つまり2回目は柔軟になってより床下に手が届く）ため，1回目－2回目が負の値になります．それに合わせて95％信頼区間（図4❸）もマイナス値になります．95％信頼区間は－1.7610214～－0.5723119 cm です．立位体前屈の測り方にもよりますが，最大でも2回目が約1.76 cm しか平均が大きくならないということは，大した差ではないと考えられます．もちろん，測定の精度によっても差の平均が大きい小さいという意味は異なりますが，もし，立位体前屈の測定誤差が±2 cm はありえるのであれば，これは $p < 0.01$ で有意な差があっても臨床的に有効な差とは考えられないでしょう．

## ■臨床的に有効な差かの判断が必要

　95％信頼区間の解釈は，単に数値が大きいとか小さいとかをみるだけではだめなのです．統計的に95％信頼区間がどれくらいから大きいなどの基準はありません．測定誤差などを考慮して，臨床的に有効な差を見積もって判断します．十分にデータの性質を把握して解釈する必要があります．そうした意味では，単に「$p<0.05$だから有意な差がある（＝ゆえに臨床的にも有効な差だ）」と判断する危険性を回避できる，非常によい指標となります．

 **質問6**
# 効果量とは何ですか？

> 効果の程度，すなわち差の検定であれば差の程度などを表す指標です

## ■効果量の意味

　効果量は，効果の程度を表す指標です．効果の程度とは何かというと，差の検定であれば差の程度，相関の検定であれば相関の程度（相関係数），回帰分析であれば影響の程度（決定係数$R^2$）などです．

### ●差の程度を表す効果量の例

　例として，差の程度を表す効果量をあげます．図5は，男性と女性数名ずつの握力を測って，平均と標準偏差で表したエラーバーグラフです．グラフは2つ並んでいますが，図5Aも図5Bも男女間の握力の平均差は同じ程度です．まぎれもなく両者の差の程度は同じと考えるでしょう．しかし，データの内訳をみると，そう単純ではないようです．標準偏差は明らかに図5Bのグラフのほうが大きいとわかります．標準偏差が大きいということは，個人のデータがバラついていることになります．

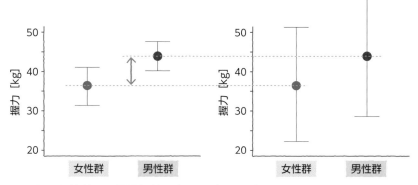

**A** 標準偏差の小さい例　　　　　**B** 標準偏差の大きい例

図5　同じ平均差でも標準偏差の大きさが異なる例

　一般にバラツキ（標準偏差）の大きいデータでは，平均の差も大きくなったり小さくなったり変動しやすいのではないでしょうか．「こんなに大きな標準偏差だったら，平均の差もさらに大きくないと信用ならないな」と思いませんか？また，もしも図5Aの測定値の単位がkgで図5BがN（ニュートン）だったりすると，単純比較は不可能です．

　そこで，両者の標準偏差を標準化して同じ値（標準偏差＝1）にしてしまい，その標準化した標準偏差を考慮した平均の差を求めるのが効果量です．ただ単に平均そのものを比べるのではなく，データのバラツキや単位を同じ程度に換算（標準化）して，平均の差の程度を比較できるのです．差の効果量は，標準化した差の程度を表しているのです．

## ■さまざまな効果量

　相関の検定であれば，相関係数が効果量そのものです．表2にさまざまな効果量をあげます[3]．いずれの効果量も大きいほど効果も大きいと判断します．

表2 さまざまな検定で用いられる効果量とその大きさ

| 検定 | 指標 | 効果量の基準 | | | 補足 |
|---|---|---|---|---|---|
| | | 小 | 中 | 大 | |
| 差の検定<br>（$t$検定） | $r$ | 0.1 | 0.3 | 0.5 | • 対応のある$t$検定・2標本$t$検定で同一<br>• $r$と$d$の2種類ある |
| | $d$ | 0.2 | 0.5 | 0.8 | |
| 分散分析 | $\eta^2$ | 0.01 | 0.06 | 0.14 | • 多重比較法では差の検定（対応のある<br>　$t$検定）の効果量を代用する |
| 相関係数 | $r$ | 0.1 | 0.3 | 0.5 | • 相関係数そのままである |
| 分割表の検定<br>（2×2分割表） | $\phi$ | 0.1 | 0.3 | 0.5 | • 連関係数のこと |
| 分割表の検定（上<br>記以外の分割表） | Cramér<br>のV | 0.1 | 0.3 | 0.5 | • 連関係数のこと |
| 差の検定（ノンパ<br>ラメトリック法） | $r$ | 0.1 | 0.3 | 0.5 | • Mann-Whitney検定，Wilcoxonの<br>　符号付順位検定，Kruskal-Wallis検<br>　定，Friedman検定で求められる検定<br>　統計量$Z$を$r = Z/\sqrt{n}$として求める |
| 重回帰分析 | $R^2$ | 0.02 | 0.13 | 0.26 | • 決定係数のこと |

（文献3を参考に作成）

**質問7**

# 効果量の指標がたくさんありますが，どれを使えばよいですか？

一般に，$r$，$\eta$，$\varphi$，CramérのVといった$r$族を優先的に使用します

## ■効果量には$d$族と$r$族がある

　　表2にあげたように，効果量は検定ごとにさまざまあることがわかりました．ところで，表2の"差の検定（$t$検定）"をみると"$r$"と"$d$"という2つの指標が記載されていますね．効果量全体として，**$d$族**（$d$-family），**$r$族**（$r$-family）という2つの指標が提案されています．

## ●d族

　d族にはCohen（コーエン）のd，Hedge（ヘッジ）のg，Glas（グラス）の△（デルタ）などの指標があり，よく用いられるのはCohenのd（または単にd）です．dは**表2**をみればわかりますが，大きい値になると差が大きいと解釈します．$d \geqq 0.8$では "差が大きい" と判定されますが，$d=1$よりも大きい結果となるケースも珍しくなく，理論的には上限はありません．したがって，理解しづらいという欠点があります．

## ●r族

　r族にはr，η（イータ），φ（ファイ），Cramér（クラメール）のVなどがあります．（重）回帰分析では$R^2$の他に標準回帰係数（重回帰分析では標準偏回帰係数）が指標とされます．r族の指標は絶対値で$r=0 \sim 1$の間の値をとります．0が最小値という意味ではd族と一緒ですが，最大値は1（まれに計算の都合で，わずかに1を超える場合もある）なので差の程度が理解しやすい指標です．

　以上の特性から，一般的には特にこだわりがないかぎり，<u>r族を優先的に使用</u>します．

**質問8**

# 効果量はどうやって求めたらよいですか？

算出してくれる統計ソフトはほとんどないので，手作業で行います

### ■効果量を求める手順をみていこう

　効果量を算出する統計ソフトは，ほとんどありません．本書でよく取り上げている統計ソフトのRでも，一般的にインストールしたものでは算出

されません※2.

したがって，手計算をする必要が出てきます．手計算は大変そうだとひるんだ方も多いと思いますが，効果量を簡単に計算できるExcelファイル[5]が無料配布されています．ここでは，Rコマンダーと効果量のExcelファイルを使った手順を説明します．

● 差の検定の例

まず，Rコマンダーを用いて差の検定を行います．ここでは対応のある$t$検定を例としてあげます．結果は図6のようになりました．図6❶の"$t$値＝－3.9849"と図6❷の"自由度＝35"の数値を，効果量のExcelファイルの図7❶"$t$値"のところと図7❷"自由度"のところにそれぞれ入力します．そうすると自動的に，図7❸に結果が出力されます．

この例では，効果量（$r$）は0.56（表示では"0"が省略されて".56"となっています），効果量の目安は"効果量大"と表示され，差の程度は大きいと判断します．

● その他の例

その他の効果量についてもこのExcelシートで計算できますが，相関の場合は相関係数そのものが効果量ですし，$\chi^2$検定では$\phi$係数やCramérのVが効果量そのものなので，たいていはどの統計ソフトでも出力される

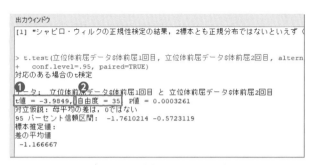

**図6　Rコマンダーによる対応のある$t$検定の結果**

---

※2：改変Rコマンダー[4]という統計ソフトは算出してくれます．

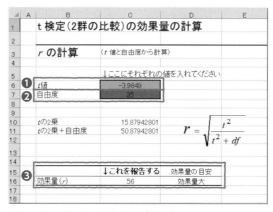

**図7 Excel ファイルの入力方法**
(文献5のExcel ファイルを用いて作成)

はずです.

● **p値に加えて効果量も確認しよう**

最近では検定のp<0.05だけをみて「有意な差がある」「有意な相関がある」などと判定する問題が指摘されています. 効果量もみて, 差の程度, 相関の程度, 影響の程度も考えるようにしましょう.

 **質問9**
# 効果量を使うときの注意点はありますか？

あくまで標本に限った結果である, ということに気をつける必要があります

### ■問題点…効果量には推定の意味はない

効果量の問題点は, 95％信頼区間のように推定の意味がないことです. データそのものの効果量でしかありません. n=10から求めた効果量はいくら大きくても, n=1,000まで増やしたときにどうなるかは不明です.

この意味では，95％信頼区間よりも劣ることになります．あくまで，研究の標本（対象者）に限った結果なのです．この欠点も効果量の95％信頼区間を求めることでクリアできるのですが，現状ではそれを出力する統計ソフトが整っていない状況です．

### ■良い点…ノンパラメトリックな差でも計算可能

問題点だけではなく，逆に良い点もあります．Mann-Whitney検定やWilcoxonの符号付順位検定のようなノンパラメトリックな差の検定の場合，95％信頼区間は出力されませんが効果量は計算可能です．

**質問10**
# 効果量が大きい＝差が大きい，といえますか？

いいえ．効果量はあくまで標本の差を表しているにすぎません．効果量が大きいからといって差が大きいと主張するには根拠が少ないのです

### ■効果量の上手な活用のしかた

効果量は標準化された差の程度ですから，それ以上のものはありません．ただし，95％信頼区間が出力されていれば，効果量ではなく，95％信頼区間のほうを参照すればよいでしょう．　**質問9**　で述べたとおり，効果量はあくまで標本の差を表しているにすぎませんので推定の意味はもたず，効果量が大きいから「差が大きいのだ！」と主張するには，根拠が少ないのです．あくまで「本研究の対象では……」という注釈が付くことに注意しましょう．

それでも，$p < 0.05$だけをみて「有意に差がある！」と主張する方法よりはずっとよいと思います．可能なかぎり効果量を計算し，あわせてその

結果も解釈するように心がける必要があります.

**質問11**
# サンプルサイズの設計や検出力分析とは何ですか？

その説明をする前に，"検出力""帰無仮説と対立仮説"についての基礎事項から押さえておきましょう

## ■押さえておきたい基礎事項

サンプルサイズの設計，検出力分析を説明する前に，いくつかの基礎事項を知識として備えていなければなりません．順を追って解説します.

## ■検出力，帰無仮説と対立仮説の関係

### ●検出力

**検出力**（power：$1-\beta$）とは，真に対立仮説が成り立つときに**対立仮説**を正しく採択する確率のことです．簡単にいえば"真に差があるときに差があると正しく判定する確率"，"真に相関があるときに相関があると正しく判定する確率"，"真に回帰係数の傾きが0でないときに0でないと正しく判定する確率"ということです.

ちなみに，対立仮説の反対事象は"差がない（差が0）"，"相関がない（相関係数$r=0$）"，"回帰係数の傾きが0である"などの**帰無仮説**です.

### ●α

表3に，差の検定を例とした，帰無仮説と対立仮説，真に差がない・差があるという関係をあげました．真に差がないときに"帰無仮説：差がない"，を正しく採択する確率は$1-\alpha$となります．$\alpha=$有意水準$p=0.05$なので，$1-0.05=0.95$となります.

それでは，真に差がないときに"対立仮説：差がある"，を間違って採

## 表3　仮説の判定と誤り

| | | 検定結果 | |
|---|---|---|---|
| | | 差がないと判定<br>（帰無仮説の棄却を保留） | 差があると判定<br>（帰無仮説を棄却） |
| 真実 | 本当は差がない | 正しい判定<br>$(1-\alpha)$ | 第1種の過誤<br>$(\alpha)$ |
| | 本当は差がある | 第2種の過誤<br>$(\beta)$ | 正しい判定<br>$(1-\beta)$<br>「検出力」 |

択する確率はいくらかというと$\alpha=0.05$となります．対立仮説を間違っ
て採択する確率を**第1種の過誤**，**第1種の誤り**，**$\alpha$エラー**などとよびます．

● $\beta$

　こんどは反対に，真に差があるときに〝対立仮説：差がある〟，を正し
く採択する確率は検出力（$1-\beta$）です．$\beta$は今まで述べた通常の統計検
定や統計解析で出てくることはありません．ゆえに少し特殊な（高度な？）
ものといえます．

　上記と同様に，真に差があるときに〝帰無仮説：差がない〟，を間違っ
て採択する確率を**第2種の過誤**，**第2種の誤り**，**$\beta$エラー**などとよびます．
慣習的に$\beta=4\sim5\times\alpha$に設定するといわれるので，$\beta=0.20\sim0.25$が適
当といわれます．切りよく$\beta=0.20$として，検出力$=1-\beta=1-0.2=$
$0.8$とすることが多いです．

　面倒な数値の意味は気にせず，差がある，差がないという判定にはそれ
ぞれ正しい判定と間違った判定の4タイプ存在するということだけでも覚
えておきましょう．

● 帰無仮説と検出力の関係：垂直跳びを例に

　仮の話をします．一般的な高校生男子の垂直跳びは平均60cmだとし
て，95%の高校生の垂直跳び範囲が30〜90cmだったとします．対し

てスポーツを行っているよく鍛えられた高校生男子の垂直跳びは平均75cmだとして，95％の範囲が55〜95 cmだったとします．さらに身体能力の優れている忍者は平均100 cm跳び，95％の範囲が80cm〜120 cmだったとします．

　もし私が高校生男子だったとして，95 cm跳べるとすれば一般的な高校生である確率は5％未満となるでしょう（95％上限が90 cmなので）．スポーツを行っている高校生ですと95％範囲上限ギリギリ，忍者では95％範囲に余裕で入るので，実は忍者なのかもしれません．

　統計検定ではまず，"帰無仮説：私は一般的な高校生です（高校生と等しい・差がない）"と仮定します．そして何らかの計算をして95％範囲から外れたら帰無仮説を棄却して「5％未満で有意に一般的な高校生ではない」と判定します．"一般的な高校生ではない"と判定はしましたが，それ以上のことはわかりません．それ以外の，スポーツをしている高校生なのか，忍者なのか，はたまた今回検討していない別の者なのか……，はわかりません．とにかく一般的な高校生の95％範囲からは外れているのです．しかし，ちょっと優れた"一般的な高校生"なのかもしれません（珍しい例）．

　これが統計検定の世界です．差の検定で$p < 0.05$の結果を得たときは，

　「"帰無仮説：差がない"とは考えにくいので，差がないという帰無仮説は棄てます．でもわずか（$p < 0.05$）だけど，実は差がないかもしれない（第1種の過誤）ということは危惧しています」

ということなのです．相関の検定だったら

　「"帰無仮説：相関がない"とは考えにくいので，相関がないという帰無仮説は棄てます．でもわずか（$p < 0.05$）だけど，相関がないかもしれない（第1種の過誤）ということは危惧しています」

となります．差があることには，いっさい触れていません．「差がないと判定したら，差があるという意味だよね？」と考えたいのですが，「差がないことは$p < 0.05$の確率でしか起こらないようなので，却下します」と

しかいえないのです．現実に考えてみると，何かしっくりきません．

これは病気の診断にも似ています．「咳が出て熱が出ているから，風邪と確定します」というのは素人の判断ですが，もしかしたら別の病気かもしれません．何の病気かは明確にいえませんが，咳が出て熱が出ているのだから，いつもの健康（無症状）な状態とは考えにくいというだけです

　先の垂直飛びの例に戻ります．われわれが統計検定をするとき，差がないか差があるかを判定したいはずです．そこで，一般的な高校生か（差がない），忍者か（差がある）を判断することにします．そうであればあらかじめ，"これ以上跳べたら"忍者と考えます．そのとき忍者である確率は"○○"です，と決めておけばよいのです．前述の"これ以上跳べたら"という基準が効果の程度，つまり効果量です．そして，忍者である（差がある）確率は検出力です．検出力は（理屈も何もなく）慣習的に0.8（80％）と設定することが多いです．

## ■ $\alpha$, $\beta$, 効果量，対象者数の間にある関係性

　上の例に従うと，統計検定では「差がないことは$p<0.05$の確率でしか起こらないようなので，却下します」としかいえないので，さらに効果量$r$と検出力80％をあらかじめ決めて検定すれば，「差がないことは$p<0.05$の確率でしか起こらないようなので，却下します．そして効果量$r=\square$以上でかつ検出力80％の確率で差があるといえます！」と判断できます．きわめて理想的な結論です．

　図8Aは，有意水準5％（＝$\alpha$が5％），検出力80％（＝$\beta$が20％）の例です．垂直跳びが90 cmのところで，高校生か忍者に判別できます．この2つの分布（曲線）の広がりは$\dfrac{\sigma}{\sqrt{n}}$で決まります．$\sigma$は標準偏差，$n$は対象者数です．なぜ，$\dfrac{\sigma}{\sqrt{n}}$で決まるのかという理論は追究しないでおきましょう．

**A** 一般的高校生が 95%（α＝5%），忍者が 80%（β＝20%）となるように分ける
それぞれの分布の幅は，$\frac{\sigma}{\sqrt{n}}$ で決まる（σ：標準偏差，n：対象者数）

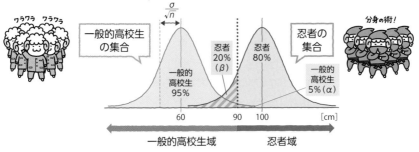

**B** 分布が広くなる（標準偏差が大，対象者数が小）とβが大きくなる

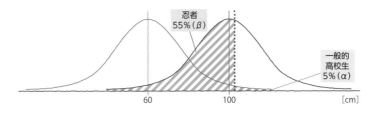

**C** 分布が狭くなる（標準偏差が小，対象者数が大）とβが小さくなる

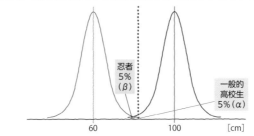

**D** 分布が広くなってもβ＝20%を保持したいなら，差の大きさを大きくすればいい

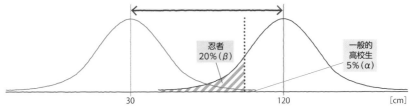

**図8 一般的高校生と忍者の判別**

α＝5%，β＝20%としたときのさまざまな差の例.

もし，**図8B**のように，σが大きくなる，そしてnが小さくなると，分布は広がります．αは5％，差の大きさも一定でなければならないので，判別のラインは大きいほうに移動して，βが55％，検出力は1−0.55，つまり45％まで低下します．

　逆に，**図8C**のように，σが小さくなる，そしてnが大きくなると，分布は狭まり，しかしαは5％，差の大きさも一定でなければならないので，判別のラインは小さいほうに移動して，βが5％，検出力は1−0.05，つまり95％まで向上します．

　そこで**図8D**のように，分布が広がっても（αが大きく，nが小さくなっても）βを20％で保持するためには，差の大きさを大きくすればよいわけです．

　少々面倒な説明になりましたが，結局，①α，②β，③差の大きさ，④σ，⑤nは，それぞれがトレードオフの関係にあります．もし，差の大きさを効果量で置き換えるなら，③は効果量，④の標準偏差は1となるので（**参照** 本講 質問6），①α，②β，③効果量，④nの関係といえます．通常の検定では，α＝0.05だけが不動です．

> いよいよ，サンプルサイズの設計と検出力分析の意味についての解説です！

## ■サンプルサイズの設計と検出力分析の意味

### ●検出力分析

　①α，②β，③差の大きさ，④σ，⑤nのうち，または①α，②β，③効果量，④nのうち，①α＝0.05は決まっています．④のnは対象者を集めたらわかります．データから平均と標準偏差を計算したら，③差の大きさ，④σ，または③効果量もわかります．最終的に②のβが求まります．

　βが求まったら当然，検出力（1−β）が計算できます．これが検出力分析です．「この検定の検出力はどれくらいだろう？」と考えて，検出力

を求めます．検出力が80％以上であれば，差がないことを95％で，差があることを80％以上で正しく判定できています．理想的な検定です．

● サンプルサイズの設計

さてちょっと見かたを変えて，①α，②β，③効果量，④nのうち，①～③がわかっているとすれば，どうでしょう．④のnを求めることになります．①α＝0.05で5％，②のβを20％と決めてしまって，③効果量を見積もれば，④nが決まります．つまり対象者数をあらかじめ決めてから研究開始することができるのです．これがサンプルサイズの設計です．

ということは，サンプルサイズの設計の際に，効果量がどれくらいかを決めなければなりません．しかしデータをとっていないので，あらかじめ効果量は計算できません．過去の研究成果や，経験的な見地から「これくらいの効果量になるだろう」と主観的に推測しなければなりません．この点は非常にあいまいですし，問題になると思います．可能なかぎり客観的に推定することを心掛けましょう．

もし，過去の研究成果も，経験的にもどれくらいの効果量になるかさっぱり予測がつかないというときは，中程度の効果量に設定する決まりになっています．

**質問12**

# サンプルサイズの設計はどのように行うのですか？

専用のソフトウェアを使用しましょう

## ■ サンプルサイズの設計の手順

サンプルサイズの設計には，専用のソフトウェアが必要です．さまざまありますが，無償のG*power[6]がお勧めです．このソフトウェアの使用

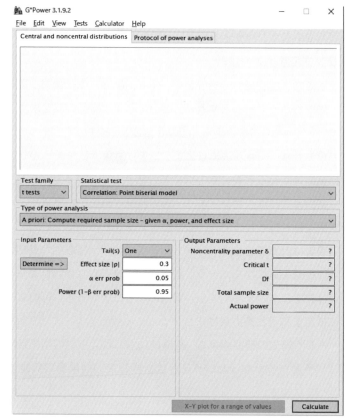

図9　サンプルサイズの設計を行う G*power の起動画面

方法は web でもさまざま散見されます[7)~9)]ので，そちらを参照すればよい
でしょう．

　簡単に紹介します．G*power の起動画面を図9に示します．この画面
から統計手法を選び，サンプルサイズを計算させると図10のように出力
されます．図10❶のところで，効果量（画面上では「Effect size d」），
α（同「α err prob」），検出力（同「Power（1−β err prob）」）な
どを入力すると，図10❷に結果が出力されます．グループ1のサンプル
サイズ，グループ2のサンプルサイズは，それぞれ64例となっています．

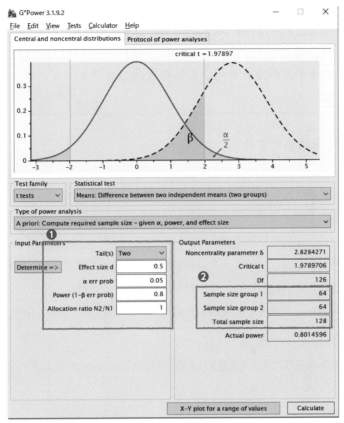

図10 **2標本t検定を例として出力されたサンプルサイズ（対象者数n）の結果例**

つまり，1群あたり64例以上の対象者を集めればよいわけです．

このようにして，解析で使用すると思われる統計手法に合わせた対象者数を研究の前に見積もることが可能です．差の検定だけではなく，相関の検定，$\chi^2$検定など，さまざま求められます．しかし，すべての統計検定で求められるというわけではなく，計算のできない方法もあります．そのときは，類似した検定で代替えする必要があります[3]．

---

※3：多重比較法は計算方法がないので，t検定と同じ手順で求めます．

# 検出力分析はどのように行うのですか？

サンプルサイズの設計で用いたものと同じソフトウェアが使えます

## ■検出力分析のすすめ

　　サンプルサイズの設計を行って，それに従い対象者を集めるとき，設計どおりに集まるときもありますし，設計どおりにいかないときもあります．そもそもサンプルサイズの設計ができないままに研究に進んでしまった，ということもありえます．

　　また，サンプルサイズの設計の際に見積もった効果量は推測値なので，実際にデータから求められた効果量を使用して，再度，検出力が80％以上を満たしているかを確認する必要があります．

## ■検出力分析の手順

　　検出力分析にも，<kbd>質問 12</kbd> でお話ししたG*powerが使えます．再び差の

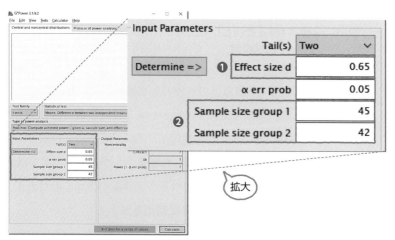

図11　2標本 t 検定の検出力分析を行う G*power の設定例

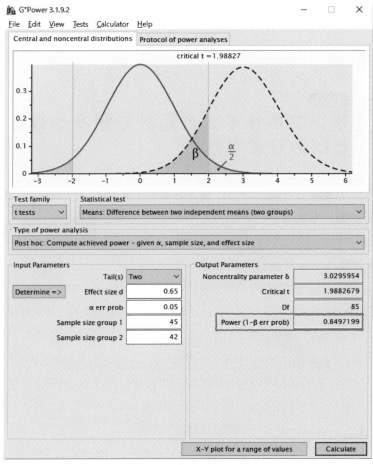

図12　G*powerによる検出力分析の結果例

検定を題材にして，起動画面（図9）で統計手法を選び，検出力の計算を選択すると，図11の画面が出てきます．図11❶には実際にとられたデータの効果量*d*（*d*=0.65；G*powerでは*r*ではなく*d*を入力）を入力します．図11❷には，実際に集めた2群の対象者数を入力します．この例では，45例と42例になっています．

　その結果，図12のような結果が出力されます．「Power（1−β err

prob)」をみると0.8497199となっていますので，対象者数が予定よりも少なかったものの，検出力は80％以上を達成できています．これは理想的な検定結果が得られていると考えます．

## 質問14
# サンプルサイズの設計で気をつけることはありますか？

効果量の見積もりのしかたに答えがない，設計どおりに対象者が集められない，という2つの点に注意が必要です

### ■サンプルサイズ設計の問題点

　サンプルサイズ設計の問題点は，大きく2つあります．一つは，効果量の見積もりのしかたです．これは 質問11 で述べましたが，決め方が一貫していません．適切な答えもないのです．

　次に，設計どおりに対象者が集められないときもある点です．「サンプルサイズの設計で64例と見積もられた．何が何でも64例集めないとダメだ！」と考えた結果，サンプリングに偏りなどが生じる危険性もあります．

　こうしたことから，対象者数を集められない可能性のある研究では，目標値程度にとどめておいて無理に集めようとせず，対象者の集め方が偏らないように心掛けるべきです．あくまで目標として考えたほうがよいでしょう．

## 質問15
# サンプルサイズの設計・検出力分析は必ず行わないといけないのですか？

そんなことはありません．検定の質を高めることはできますが，データの質とは別の話です

## ■サンプルサイズの設計・検出力分析を行う意味

　　サンプルサイズの設計と検出力分析は，必ず行わなければならないわけではありません．強く推奨するものでもありません．対象者を集められる環境にあるのでしたら，サンプルサイズの設計や検出力分析を行わなくても，研究計画の立て方によってより検定の質が高まると思います．

　　また，サンプルサイズの設計どおりに対象者が集められ，検出力も非常に高いという結果を得て，「高い検出力も満たされているのだから，この検定結果は間違いない」という主張はできません．対象者が集められて検出力が高いことと，データの質の高さは別です．

## おわりに
# 論文での書き方例です

　論文に記述する例をあげます．特に記載方法の決まりはありませんので，必要項目が記述されていれば問題ありません．以下を参照してください．

> ### 書き方例
>
> 　　地域在住の高齢者を対象として，過去1年間に転倒した者と転倒しなかった者について握力に差があるかを知ることが目的である．
> 　　研究に先立って，サンプルサイズの設計を行った．計算にはG*power[6] (freeware，The G*Power Team) を使用した．2標本$t$検定を適用するために，$\alpha = 0.05$，$1 - \beta = 0.8$，効果量0.5としたとき，各群で64例以上必要と計算された．

......

　実際の対象者数は75名で，転倒群（転倒した者）は16名，転倒なし群（転倒しなかった者）は59名であった．

　転倒群の握力は20.19±4.55 kg，転倒なし群は25.31±6.33 kgで2標本$t$検定の結果，$p<0.01$で有意な差が認められ，効果量は$d=0.86$（$r=0.33$）で効果量は大きかった（中程度であった）．

　検出力分析のために，$\alpha=0.05$，効果量$d=0.86$，$n=16$と59と決め，G*powerで計算したところ，$1-\beta=0.853$と算出され，検出力は80％以上を満たしていた．

## 練習問題

解答は246ページ

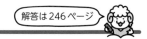

　転倒群16名の片足立ち時間は15.38±10.85秒，転倒なし群59名の片足立ち時間は55.24±37.80秒でした．

　2群間に差があるかどうか，2標本$t$検定を行ったところ，$p<0.01$で有意な差がありました（$t$値＝4.1534，自由度＝73）．差の95％信頼区間は20.74〜59.00秒でした．

①この結果をもとに，効果量$d$と$r$を求めてください．

②この結果をもとに，$\alpha=0.05$，$1-\beta=0.8$として検出力分析を行ってみてください（G*powerを使用してください）．

③95％信頼区間をみたときに，この差は臨床的に（現実的に）有効な差となっているでしょうか？ なお，片足立ちを測定するストップウォッチの精度は測る人によって±2秒の誤差があると仮定します．

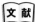

## 文献

1）「ICMJE統一投稿規定（2017年改訂版）」（株式会社 翻訳センター）（https://www.hon-yakucenter.jp/usefulinfo/uniform_requirements2018.html）

2）「The Comprehensive R Archive Network」（The R Foundation）（https://cran.r-project.org/）

3）水本 篤：研究論文における効果量の報告のために—基礎的概念と注意点．英語教育研究，31：57-66，2008

4）「改変Rコマンダー」（対馬栄輝研究室）（http://personal.hs.hirosaki-u.ac.jp/~pteiki/research/stat/R/）

5）「効果量（effect size）」（Atsushi Mizumoto）（http://www.mizumot.com/stats/effectsize.xls）

6）「G*Power: Statistical Power Analyses for Windows and Mac」（Heinrich-Heine-Universität Düsseldorf）（http://www.gpower.hhu.de/）

7）「検定力分析ソフト G*Powerについて」（札幌学院大学人文学部臨床心理学科 葛西俊治）（http://www.relak.net/psy/power/p4.htm）

8）「12．研究被検者数を決めよう—検出力分析」（北村メンタルヘルス学術振興財団）（http://www.kitamura-foundation.org/images/book/12.pdf）

9）「G*powerのwebページ」（対馬栄輝研究室）（http://personal.hs.hirosaki-u.ac.jp/~pteiki/research/stat/gpower.ppt）

**9 講**

ちょっと高度な説明

# 練習問題解答

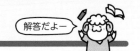

解答だよー

① 性別：名義尺度，歩行速度：比率尺度

② 従属変数：歩行速度，独立変数：性別

③ 帰無仮説：性別により歩行能力に差がない．
　対立仮説：性別により歩行能力に差がある．

① 身長の標準偏差が大きく最小値（0％値）が72.4であることから身長データの入力ミスを疑い，元データの確認を行う．

② 体重の標準偏差が大きく最大値（100％値）が164.5であることから体重データの入力ミスを疑い，元データの確認を行う．

③ 年齢の平均，標準偏差については一見問題がないように思えるが，最大値（100％値）が32ということで，大学生のデータとして，年齢情報の確認を行う．

① 2標本

➡ 男性群，女性群の2標本です．

② 比率尺度

➡ 従属変数は握力ですから，比率尺度です．

③（ウ）

➡ 解析の目的から，差の検定を選択します．正規分布に従う2標本の比率尺度なので，53ページ図5より（ウ）が選ばれます．

（間違っている部分に下線を引いています）

① すべての統計解析の有意水準は $p < 0.05$ とした．

➡ 有意水準は唯一の値ですので，$p = 0.05$ となります．したがって，正しくは「有意水準は $p = 0.05$ とした」と書きます．

② 2標本 $t$ 検定の結果，$p = 0.032$ で有意な差が認められた．

➡ 記載方法を指定されないかぎり，一般的には「$p < 0.05$ で有意な差が認められた」または「$p <$

0.01 で有意な差が認められた」の2通りで記載します. この例では,「$p<0.05$ で有意な差が認められた」と記載するのが正解です.

③ 年齢は Shapiro-Wilk 検定の結果, 正規分布に従っていた. 年齢の中央値は59.0 歳, 標準偏差 (SD) は 9.5 歳であった.

➡ Shapiro-Wilk 検定の結果, 正規分布に従っていた場合は, 平均と標準偏差を記述します. 正規分布に従っていないときは, 中央値と四分位範囲を記載するようにします.

④ 対照群25名の体重は $58.8 \pm 6.7$ kg, 介入群31名の体重は $54.7 \pm 10.5$ kg であった. 2標本 $t$ 検定の結果, $p=0.091$ で有意な差は認められなかった.

➡ $p$ が 0.05 以上の結果を得たときは特に指示されないかぎり, $p$ の値を記述せず「有意な差は認められなかった」と記載します (しかしまれに, このような記述をするときもあります).「$p \geqq 0.05$ で有意な差が認められなかった」という記述も誤りです.

⑤ 対応のある $t$ 検定の結果, $p=0.0501$ で有意な差とはいえないが, 差の傾向はあった.

➡ $p$ が 0.05 に近い値となったから,「差の傾向があった」と書いている例もありますが, 誤りです. 統計的検定を行って記述するのは, 有意な差があるか, 有意な差が認められないかのいずれかです. 差の傾向という書き方は正しくありません.

## 実践編 1講

（解答例）

① やり投と砲丸投の相関係数が, やり投と円盤投の相関係数よりも高いため, やり投と砲丸投の関係のほうが強いといえる.

② ● やり投と円盤投の関係をみると, 円盤投の値が小さい者は, やり投の値がばらつく傾向がある.

● やり投と砲丸投の散布図では, 16番と17番の対象者が, やり投と円盤投の散布図では 7番と16番, 17番の対象者が他の対象者から外れた値を示す傾向がある. 16番の者と17番の者は両方の散布図で外れており, 他とは異なった特殊な例である.

## 実践編 2講

① 帰無仮説：ストレッチ前後の長座体前屈に差がない.
　対立仮説：ストレッチ前後の長座体前屈に差がある.

② 対応のある $t$ 検定

③ $p<0.05$ なので, ストレッチ前後の長座体前屈に差があると判断できる.

① まず，Shapiro-Wilk 検定の結果，すべての重症度において $p \geqq 0.05$ であり正規分布に従うと判断された．次に Levene 検定では $p < 0.05$ となり等分散しないと判断された．したがって，全体として重症度による差があるかを知りたいときには Welch の分散分析を，各重症度間に差があるかを知りたいときは Games-Howell 法を適用する．

② stage1 と stage4 の間にのみ $p < 0.05$ で有意な差を認めたので，グラフでは図Bのような記載となる．

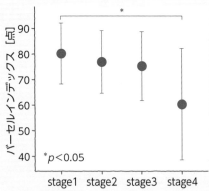

**図B　疾患重症度による日常生活活動の比較結果：エラーバーグラフ（平均±標準偏差）**

① まず，Shapiro-Wilk 検定の結果，すべての肢位において $p \geqq 0.05$ であり正規分布に従うと判断された．また，Mauchly の球形検定でも $p \geqq 0.05$ となり球形性を仮定できると判断された．したがって，肢位全体として差があるかを知るために反復測定による分散分析を，各肢位間に差があるかを知るために有意水準を調整した対応のある $t$ 検定を適用する．有意水準の調整には，Bonfferoni 法，Holm 法，Shaffer 法のいずれかを利用する．

② 全般的には，中間位，最大背屈位，最大掌屈位の順に握力が大きい結果となっている．個人別の変化をみると，最大背屈位と最大掌屈位が同程度，もしくは最大背屈位よりも最大掌屈位のほうが値の大きい対象が存在するが，極端にパターンが異なる例はないようである．もしかしたら，最大背屈位よ

りも最大掌屈位のほうが大きくなる対象には身体機能などに異なる特徴はないか？といった握力以外の情報も確認する必要があるかもしれない.

**実践編 5講**

① 分散分析表の結果より，$p$値が0.05未満であることから，重回帰式は役立つと判断できる.

② 偏回帰係数の検定結果から，定数を除いたFIMの$p$値が0.05未満であることから，この係数は役立つと判断できる.

③ FIMの標準化偏回帰係数の値が−0.638であることから，かなり影響していると解釈できる.

④ 決定係数が0.407であることから，適合度は高いとはいえない.

**実践編 6講**

① 期待値は表Dのとおり．A中学で数学が嫌いな場合は（A中学の行合計×数学が嫌いの列合計）÷総合計 = (211×141) ÷ 413 ≒ 72.04として求められる. 同様にB中学で数学が好きな場合は（B中学の行合計×数学が好きの列合計）÷総合計 = (202×177) ÷ 413 ≒ 86.57となる．したがって期待値が5未満となるセルは存在しないため，学校と数学の好き嫌いに関連があるかを知るためには$\chi^2$独立性の検定を適用する.

② $\chi^2$独立性の検定を適用した結果，$p < 0.01$で学校と数学の好き嫌いには有意な連関を認めた．174ページ表Cの調整済み残差より，A中学では数学が好きな生徒が有意に多く，嫌いな生徒は有意に少ない結果であった．反対に，B中学では数学が好きな生徒が有意に少なく，嫌いな生徒が有意に多いことがわかった．ただしCramérのV係数は0.195と小さく，連関関係はほとんどないと判断された.

**表D　学校と数学の好き嫌いの期待値**

| | | 数学の好き嫌い | | | 合計 |
|---|---|---|---|---|---|
| | | 好き | どちらでもない | 嫌い | |
| 学校 | A中学 | 90.43 | 48.54 | 72.04 | 211 |
| | B中学 | 86.57 | 46.46 | 68.96 | 202 |
| 合計 | | 177 | 95 | 141 | 413 |

数値は人数. 小数点第2位まで表示.

① 退院時歩行の自立と非自立の違いに対して，オッズ比で下肢の Br.stage は 8.089（倍）の影響があり，年齢は 0.93（倍）の影響があった．

② モデル $\chi^2$ 検定では $p < 0.01$ なので，有意な結果となっている．また，ホスマー・レメショウ検定は $p$ が 5% 以上なので問題がない．

※ 変数一つひとつの $p$ 値（wald 検定）は，一般には無視してよい．何らかの理由で特に指摘されるときは，あえて触れる場合もある．

（解答例）

● カットオフ値が 166.5 であることより，166 点と 167 点の間で判断がわかれることを意味する．

● 167 点以上を合格と判断した場合の感度は 90% であり，特異度は 85% ということになる．

● ROC 曲線の AUC は 0.949 であり，ROC 曲線の当てはまりも非常によいことを示している．

① 効果量 $d$：16 名の片足立ち時間は 15.38 ± 10.85 秒，転倒なし群 59 名の片足立ち時間は 55.24 ± 37.80 秒である．ダウンロードした Excel ファイル（241 ページ文献5）の「$d$ の計算」内，「2. 各群の人数が違う場合」に "人数 ($n$)" "平均（Mean）" "標準偏差（SD）" をそれぞれ入力すると，$d = 1.17$ と算出され，効果量は大きいと判断できる．

効果量 $r$：$t$ 値 = 4.1534，自由度 = 73 を上記同様の Excel ファイルに入力すると，$r = 0.44$ で中程度の差と判断できる．

➡ 効果量 $d$ を使うか $r$ を使うかは，どちらを使用しても間違いではありません．しかし，どちらかというと効果量 $r$ を記述するほうが一般的です．ただし，問題②のような検出力分析も行う場合は，計算のために効果量 $d$ を使用するので，効果量 $r$ と $d$ をともに求めましょう．効果の程度は $r$ で判断し，効果量 $d$ は検出力の計算のために求めるという目的です．

② これは，集められた対象者数が検定に十分見合った人数を満たしているかどうかを調べる方法（236 ページ **質問13**）である．

G*power を起動して，図 **A** の **①** のように設定する．**②** に必要事項を入力し（$n = 16$ と $n = 59$ は逆に入れても同じ結果になる），**③** のボタンをクリック

すれば❹のように検出力が出力される.

この結果では，powerが0.9836494なので，検出力は約98.4％で非常に高いという結果である．検出力は80.0％以上が理想であるため，この検定におけるnは十分満たされていることがわかる.

③ 95％信頼区間をみると，実際の差を推定できる．どの値から差があると判断するかは結局，類似した過去の論文や所見，研究者の経験などの主観に委ねるが，ここではストップウォッチの誤差±2秒を超えた平均差があれば臨床的にみても有意な差があると考えることにする．差の95％信頼区間は20.74〜59.00秒で，95％の可能性で最低でも20.74秒の平均差があると判断できる．誤差を大きく超えた差になっているので「このデータの差は有意な差があって，なおかつ臨床的にも有意義な差となっている」と判断できる.

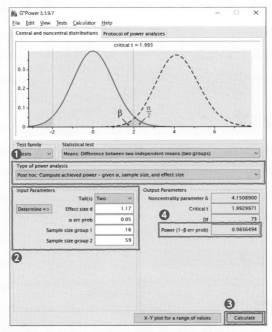

図A　G*powerによる検出力分析の結果

# 索 引
## INDEX

## 数字

50％タイル値 → 中央値
95％信頼区間 ································· 212

## ギリシャ文字

$\alpha$ ··································· 33, 227
$\alpha$ エラー ····························· 105, 228
$\beta$ エラー ····························· 105, 228
$\phi$ 係数 ······························ 166, 169
$\chi^2$ 独立性の検定 ····················· 168

## 欧文

### B・C

Bonfferoni 法 ··························· 137
Cramér の V 係数 ················· 166, 169
CRAN ································· 38

### D・F

$d$ 族 ·································· 222
Fisher の正確確率検定
　（Fisher の直接確率法）··············· 168
Friedman 検定 ························ 136

### G

Games–Howell 法 ···················· 121
G*power ····························· 233
Greenhouse–Geisser の $\varepsilon$ 修正による
　分散分析 ······························ 136

### H・I

Holm 法 ····························· 137
Hosmer–Lemeshow 検定 ··············· 187
ICMJE 統一投稿規定 ··············· 62, 211
IMRAD ······························ 62

### K・L・M

Kruskal–Wallis 検定 ·················· 120
Levene 検定 ························· 120
Mauchly の球形検定 ·················· 136

### P

Pearson の相関係数 ··················· 85
*post–hoc* 検定 ·················· 125, 143
$p$ 値 ································ 33

### R

R ·································· 37
R コマンダー ························· 38
$r$ 族 ································ 222
ROC 曲線 ···························· 203

### S

SEM ································· 32
Shaffer 法 ·························· 137
Shapiro–Wilk 検定 ··················· 35

Spearman の順位相関係数 ···········85
Steel–Dwass 法 ·················121
Stepwise 法 ················154, 184

## T・V

Tukey 法 ···················121
VIF ······················153

## W・Y

Welch の分散分析 ···············120
Yate の補正 ··················168

# 和文

## あ行

イエーツの補正 ················168
一元配置分散分析 ···············109
因子 ··················113, 133
陰性 ······················200
陰性的中率 ···················201
ウェルチの分散分析 ··············120
エラーバーグラフ ················99
オッズ ·····················188
オッズ比 ················186, 189

## か行

回帰係数 ····················149
回帰式 ·····················149
回帰分析 ·················54, 147
カイ二乗独立性の検定 ············168
カットオフ値 ··················203

間隔尺度 ····················25
感度 ······················200
偽陰性 ·····················200
危険率 ·····················33
記述統計 ····················32
記述統計値 ···················70
基準変数 → 従属変数
期待値 ··················163, 168
期待度数 ····················163
帰無仮説 ··············33, 101, 227
球形性 ·····················135
偽陽性 ·····················200
強制投入法 ···················154
寄与率 ·····················154
クラスカル・ワリス検定 ···········120
クラメールのV係数 ··········166, 169
グリーンハウス・カイザーのイプシロン
　修正による分散分析 ············136
クロス集計表 ·················162
ゲームス・ハウエル法 ············121
結果変数 → 従属変数
決定係数 ····················154
原因変数 → 独立変数
検出力 ················56, 105, 227
検出力分析 ···················232
効果量 ···············56, 103, 220
効果量の指標 ·················222
交絡因子 ····················178

## さ行

最小2乗法 ···················149
最頻値 ·····················28

差の検定⋯⋯⋯⋯⋯⋯⋯⋯⋯⋯⋯⋯ 53, 97

サブグループ解析⋯⋯⋯⋯⋯⋯⋯⋯⋯ 21

残差⋯⋯⋯⋯⋯⋯⋯⋯⋯⋯⋯⋯⋯⋯⋯ 149

散布図⋯⋯⋯⋯⋯⋯⋯⋯⋯⋯⋯⋯⋯⋯ 54

散布図観察の主なポイント⋯⋯⋯⋯ 91

散布度⋯⋯⋯⋯⋯⋯⋯⋯⋯⋯⋯⋯⋯⋯ 27

サンプルサイズ⋯⋯⋯⋯⋯⋯⋯⋯⋯⋯ 56

サンプルサイズの設計⋯⋯⋯⋯⋯⋯ 233

シェイファー法⋯⋯⋯⋯⋯⋯⋯⋯⋯⋯ 137

事後検定⋯⋯⋯⋯⋯⋯⋯⋯⋯⋯ 125, 143

質的データ⋯⋯⋯⋯⋯⋯⋯⋯⋯⋯⋯⋯ 26

四分位範囲⋯⋯⋯⋯⋯⋯⋯⋯⋯⋯⋯⋯ 29

尺度⋯⋯⋯⋯⋯⋯⋯⋯⋯⋯⋯⋯⋯⋯⋯ 25

シャピロ・ウィルク検定⋯⋯⋯⋯⋯⋯ 35

重回帰分析⋯⋯⋯⋯⋯⋯⋯⋯⋯⋯⋯⋯ 147

従属変数⋯⋯⋯⋯⋯⋯⋯⋯⋯⋯⋯ 31, 147

主効果⋯⋯⋯⋯⋯⋯⋯⋯⋯⋯⋯ 113, 133

順位相関係数⋯⋯⋯⋯⋯⋯⋯⋯⋯⋯⋯ 86

順序尺度⋯⋯⋯⋯⋯⋯⋯⋯⋯⋯⋯ 25, 162

処理⋯⋯⋯⋯⋯⋯⋯⋯⋯⋯⋯⋯ 113, 133

信頼区間⋯⋯⋯⋯⋯⋯⋯⋯⋯⋯⋯⋯⋯ 103

水準⋯⋯⋯⋯⋯⋯⋯⋯⋯⋯⋯⋯ 113, 133

推測統計学⋯⋯⋯⋯⋯⋯⋯⋯⋯⋯⋯⋯ 18

スティール・ドゥワス法⋯⋯⋯⋯⋯ 121

ステップワイズ法⋯⋯⋯⋯⋯⋯ 154, 184

スピアマンの順位相関係数⋯⋯⋯⋯ 85

正規分布⋯⋯⋯⋯⋯⋯⋯⋯⋯⋯⋯⋯⋯ 34

正の相関関係⋯⋯⋯⋯⋯⋯⋯⋯⋯⋯⋯ 82

積率相関係数⋯⋯⋯⋯⋯⋯⋯⋯⋯⋯⋯ 85

説明変数 → 独立変数

相関⋯⋯⋯⋯⋯⋯⋯⋯⋯⋯⋯⋯⋯⋯⋯ 81

相関関係⋯⋯⋯⋯⋯⋯⋯⋯⋯⋯⋯⋯⋯ 81

相関係数⋯⋯⋯⋯⋯⋯⋯⋯⋯⋯ 51, 82, 85

相関の検定⋯⋯⋯⋯⋯⋯⋯⋯⋯⋯ 51, 87

## た行

第1種の過誤
　（第1種の誤り）⋯⋯⋯⋯⋯ 56, 104, 228

第2種の過誤
　（第2種の過り）⋯⋯⋯⋯⋯ 56, 104, 228

代表値⋯⋯⋯⋯⋯⋯⋯⋯⋯⋯⋯⋯⋯⋯ 27

対立仮説⋯⋯⋯⋯⋯⋯⋯⋯⋯ 33, 101, 227

多重共線性⋯⋯⋯⋯⋯⋯⋯⋯⋯⋯ 153, 181

多重比較法⋯⋯⋯⋯⋯⋯⋯⋯⋯⋯ 109, 129

多重ロジティック回帰分析⋯⋯⋯⋯ 177

多変量解析⋯⋯⋯⋯⋯⋯⋯⋯⋯⋯⋯⋯ 147

単回帰分析⋯⋯⋯⋯⋯⋯⋯⋯⋯⋯⋯⋯ 147

中央値（中位数）⋯⋯⋯⋯⋯⋯⋯⋯⋯ 28

調整済み残差⋯⋯⋯⋯⋯⋯⋯⋯⋯⋯⋯ 172

データセット⋯⋯⋯⋯⋯⋯⋯⋯⋯⋯⋯ 39

データの尺度⋯⋯⋯⋯⋯⋯⋯⋯⋯⋯⋯ 97

テューキー法⋯⋯⋯⋯⋯⋯⋯⋯⋯⋯ 121

統計ソフト⋯⋯⋯⋯⋯⋯⋯⋯⋯⋯⋯⋯ 37

統計的検定⋯⋯⋯⋯⋯⋯⋯⋯⋯⋯⋯⋯ 33

等分散性⋯⋯⋯⋯⋯⋯⋯⋯⋯⋯⋯⋯⋯ 120

特異度⋯⋯⋯⋯⋯⋯⋯⋯⋯⋯⋯⋯⋯⋯ 200

特性値⋯⋯⋯⋯⋯⋯⋯⋯⋯⋯⋯⋯ 27, 97

独立変数⋯⋯⋯⋯⋯⋯⋯⋯⋯⋯⋯ 31, 147

度数⋯⋯⋯⋯⋯⋯⋯⋯⋯⋯⋯⋯⋯⋯⋯ 170

度数表⋯⋯⋯⋯⋯⋯⋯⋯⋯⋯⋯⋯⋯⋯ 170

## な行

ノンパラメトリック法⋯⋯⋯⋯⋯⋯ 50, 98

## は行

箱ひげ図 99

パラメトリック法 50, 97

反復測定 132, 135

反復測定による分散分析 129

ピアソンの相関係数 85

比尺度 → 比率尺度

非標準回帰係数 150

標準回帰係数 150

標準誤差 32

標準偏差 29, 31

標本 27, 48

標本の大きさ → サンプルサイズ

標本平均 27

比率尺度（比例尺度） 25

ファイ係数 166, 169

フィッシャーの正確確率検定
（フィッシャーの直接確率法） 168

負の相関関係 82

フリードマン検定 136

分割表 55, 162

分割表の検定 162

分散拡大要因 153

分散分析 113

平均 28

偏回帰係数 149

変数減少法 → Stepwise法

変数選択法 69, 154, 184

変数増加法 154

変数増減法 154

母集団 27

ポストホック検定 125, 143

ホスマー・レメショウ検定 187

母平均 27

ホルム法 137

ボンフェローニ法 137

## ま行

マッチング 178

名義尺度 25, 162

モークリーの球形検定 136

目的変数 → 従属変数

モデル $\chi^2$ 検定 186

## や行

有意確率 33

有意水準 33, 56, 115, 227

尤度比 201

尤度比検定 186

要因 113, 133

陽性 200

陽性的中率 201

陽性尤度比 201

予測変数 → 独立変数

## ら行

量的データ 26

臨床研究 15

レーベン検定 120

連関 165

連関係数 165, 169

# 執筆者一覧

■編 集

対馬栄輝 つしま えいき　　弘前大学大学院保健学研究科

■執 筆（五十音順）

石田水里 いしだ みずり　　弘前大学大学院医学研究科

國澤洋介 くにさわ ようすけ　埼玉医科大学保健医療学部理学療法学科

五嶋裕子 ごしま ゆうこ　　東京保健医療専門職大学リハビリテーション学部
　　　　　　　　　　　　　理学療法学科

高倉保幸 たかくら やすゆき　埼玉医科大学保健医療学部理学療法学科

対馬栄輝 つしま えいき　　弘前大学大学院保健学研究科

日髙正巳 ひだか まさみ　　兵庫医科大学アドミッションセンター

## ◆編者プロフィール

## 対馬栄輝 (つしま　えいき)

医学博士，理学修士，理学療法士，運動器専門理学療法士
1991年3月弘前大学医療技術短期大学部を卒業し，病院勤務を経て，現職の弘前大学大学院保健学研究科へ．1998年4月～2000年3月弘前大学大学院理学研究科修士課程で専門的に統計学・データ解析学を学び，2002年4月～2006年3月同大学大学院医学研究科公衆衛生学講座博士課程を修了．製薬企業の統計コンサルタント，IBM–SPSS統計トレーニングコース講師，各種大学認定臨床研究審査委員会技術専門員（生物統計）なども兼任．
ホームページ：https://personal.hs.hirosaki–u.ac.jp/pteiki/

# 医療統計解析使いこなし実践ガイド

## 臨床研究で迷わないQ&A

| | | |
|---|---|---|
| 2020年 5月10日　第1刷発行 | 編　集 | 対馬栄輝 |
| 2024年 4月 1日　第5刷発行 | 発行人 | 一戸裕子 |
| | 発行所 | 株式会社 羊 土 社 |

〒101-0052
東京都千代田区神田小川町2-5-1
TEL　　03（5282）1211
FAX　　03（5282）1212
E-mail　eigyo@yodosha.co.jp
URL　　www.yodosha.co.jp/

ⓒ YODOSHA CO., LTD. 2020
Printed in Japan

ISBN978-4-7581-0248-3

ブックデザイン　羊土社編集部デザイン室
印刷所　　株式会社 平河工業社